면역 체계

우리 몸을 보호하는
인체 방어 시스템의 모든 것

면역 체계

헨드리크 슈트레크 지음 박종대 옮김

사람의집

사람의집은 열린책들의 브랜드입니다.
시대의 가치는 변해도 사람의 가치는 변하지 않습니다.
사람의집은 우리가 집중해야 할 사람의 가치를 담습니다.

일러두기
옮긴이 주는 각주로 표시하였습니다.

차례

1장
이물질이 들어설 자리는 없다

「완전 걸렸어!」 내가 셰어 하우스 거실에 들어섰을 때 소파에서 들려온 꽉 잠긴 목소리였다. 나는 목소리의 주인공이 누구인지 재빨리 확인했다. 법학도 틸만이었다. 이 친구는 담요로 몸을 똘똘 감싼 채 소파에 앉아 있었다. 전형적인 독한 감기 증상이었다.

이제 어떤 일이 벌어질지 뻔했다. 당시 나는 의대 4학기를 보내고 있었고, 두꺼운 라틴어 의학서로 벼락치기 공부를 하지 않을 때는 내 룸메이트들의 주치의 역을 기꺼이 맡곤 했다. 나는 셰어 하우스에 들어설 때 이미 왕진을 왔다고 생각했다. 소파 밑에는 코를 푼 휴지가 널브러져 있었다. 내가 상냥하게 증상을 캐묻자, 틸만은 머리가 욱신거리고, 코에서 폭포수가 흘러내리고, 목이 치질에 걸린 것처럼 가렵다고 설명했다. 그리고 마치 죽을병에 걸린 환자처럼 우두커니 앞을 바라보며 말했다. 「나 죽을 것 같아.」

「아니, 사람은 그리 쉽게 죽지 않아. 넌 그냥 바이러스에 감염된 것뿐이야.」 내가 단호하게 말했다.

「시험이 사흘 후야. 지금 아프면 절대 안 돼. 빨리 나을 수 있는 방법이 없을까? 뭐라도 좀 해봐!」

「안타깝지만 내가 해줄 수 있는 건 많지 않아. 대신 너의 면역 체계가 지금 열심히 싸우고 있을 거야.」

「면역 체계? 걔는 지금껏 뭐 하고 있다가 이제 나타나는 건데?」 친구가 못마땅하다는 듯 어깨를 으쓱했다. 그러고는 내가 답하기도 전에 약간 관심을 보이며 물었다. 「면역 체계는 어떻게 작동하는데?」

나는 한숨을 쉬었다. 사실 안과학 수업을 복습할 시간이었지만, 아무래도 좀 미룰 수밖에 없을 듯했다. 그래서 이렇게 시작했다.

「틸만, 면역 체계는 우리 몸에서 가장 복잡하면서도 매혹적인 부분 중 하나야. 놀라운 건, 이게 뇌나 창자처럼 어떤 기관 하나에 확고하게 자리를 잡고 있는 게 아니라는 거야. 면역 체계는 우리 몸속 어디에나 있어. 이게 무슨 일을 하는지는 이름을 보면 알아. 〈면역immune〉의 어원인 라틴어 〈이무니스immunis〉는 〈무언가로부터 벗어나게 한다〉는 뜻이야. 그러니까 날마다 외부 침입자로부터 우리 몸을 방어해 주지. 구체적으로 말하면, 우리를 위해 환경과 끊임없이 싸우는 거야. 그것도 우리가 눈치 채지 못하는 상태로 말이지. 어쨌든 면역 체계는 우리 몸의 손님 접대 문화에서 파수꾼 역할을 해. 아무 손님이나 환영하는 건 아니거든. 면역 체계의 모토는 분명해. 〈미안한 것보다 안전한 게 낫다.〉 면역 체계는 자기 것과 남의 것, 친숙한 것과 낯선 것, 반가운 것과 위험한 것을 빠르고 정확하게 구분해. 진짜 위기가 예고되면 우리도 알게 돼. 지금 너처럼 말이야. 이제 여러 방어선에서 병원체와 싸우기 위해 동원된 모든 자원이 고갈된 거지. 이때 우리는 면역 체계가 작동하고 있는 걸 명확하게 느껴. 평소에는 그냥 조용히 일해. 면역 체계는 무수한 지원군을 이용해서 우리의 생존을 보장해. 수백만 년에 걸쳐 꾸준히 완성된 시스템이지. 그럼에도 여전히 취약하고 무너지기 쉬워. 그 때문에 우리는 면역 체계에 많은 관심을 쏟아야 하고, 그것을 지원하는 방법을 찾아야 해.」

그사이 다른 룸메이트들도 집에 돌아와 요리를 했고, 다들 거실에서 어슬렁거렸다. 테이블 왼편에는 주자네가 앉아 있었다. 예술과 역사를 공부하는 교사 지망생으로, 국제 앰네스티에서 활동하느라 셰어 하우스에는 가끔씩만 모습을 드러냈다. 얼마 전부터는 섹스 파트너가 생겼는데, 상대는 놀랍게도 유명한 축구 선수였다. 주자네는 집에 있을 때도 대부분의 시간을 자기 다락방에서 보냈다. 마르쿠스 역시 자리를 비울 때가 많았다. 기껏해야 밥을 먹을 때나 거실로 나왔으며, 테이블 오른편에 앉아 파스타를 먹고 있었다. 그는 만년 사회학도였다. 학업보다는 가상 세계에 빠져 있을 때가 많았기 때문이다. 마르쿠스는 약간 퀴퀴한 냄새가 나는 어두침침한 방에서 하루의 대부분을 보냈다. 경영학을 공부하는 통통한 잔드라는 거실 바닥에 앉아 필기한 내용을 정리하고 있었는데, 이따금 한숨을 내쉬고 고개를 절레절레 흔들며 가방에서 또 다른 A4 용지를 꺼내곤 했다. 여기에다 틈만 나면 우리에게 게으름 좀 피우라고 성화를 부리는 리자까지 거실에 나타남으로써, 셰어 하우스 멤버들이 다 모였다. 리자는 마르쿠스와 마찬가지로 법학을 공부했지만, 대마초 없이는 도저히 전공을 따라갈 수 없다고 생각하는 친구였다. 오랜만에 멤버들이 다 모이고 분위기도 좋았기에 나는 이야기를 좀 더 재미나게 풀어 나가기로 마음먹었다. 내 입에서 〈매일 벌어지는 외계인 침공〉에 대한 시나리오가 흘러나오자 다들 관심을 보였다.

물론 주로 내가 지어낸 시나리오다. 우리 자신과 면역 체계와의 전형적인 접점을 설명하기 위해서 말이다. 그중 일부는 실제로 나눈 대화에서 따온 것이기도 하다. 셰어 하우스에서 의사 노릇을 하던 의학도에게는 얼마든지 있을 수 있는 일이니까.

토착 박테리아의 영토: 피부 위

우리 몸에 착륙한 외계 생명체를 기다리는 것은 죽은 세포 더미와 갈라진 틈새, 미지의 호수, 숲이 어지럽게 뒤섞인 열대 기후의 풍경이다. 여러 종류의 무수한 토착민에게는 더할 나위 없이 훌륭한 피신처이자 종에 적합한 서식지이다. 하지만 이곳으로 들어오려고 안달하는 다른 병균들이 자리 잡을 공간은 별로 없다. 토착종은 그 수가 엄청난 데 반해 새로운 병균은 대개 혼자다. 그런 측면에서 외부 침략자들에 대응하는 첫 번째 방어선은 우리 자신이 아니라 토착종이다. 즉 면역 체계가 우리 근처에 살도록 허용한 박테리아들이다. 물론 우리는 그것들을 사랑해서 그러는 것이 아니다. 우리에게 명백한 이익이 되기 때문에 허용할 뿐이다.

이 원주민들은 우리와 평화롭게 공존하는 동거자다. 심지어 일부 박테리아는 우리에게 도움을 주기도 한다. 반면에 나머지 종들

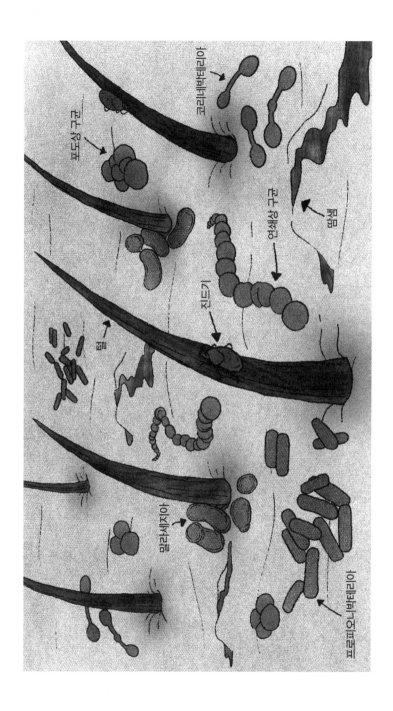

포도상구균

글리세린지방산

균근상태의 영원

곰팡

진드기

털

표피박리물

프로피오니박테리아

은 우리와 애증 관계로 엮여 있다. 이것들은 원칙적으로는 이롭지만, 면역 상태가 좋지 않으면 해를 끼칠 수 있기에 특히 주의해야 한다. 주도면밀하게 조성된 균형이 깨지면 어떻게 되는지는 나중에 설명할 것이다.

일단 피부에 사는 박테리아의 막대한 이점에 대해 이야기해 보자. 그들은 외부 공격의 방어에 관여할 뿐 아니라 피부 보호 물질까지 생성한다. 침입자를 직접 공격하는 물질이나, 이방인이 불편을 느낄 만한 환경을 조성하는 효소 같은 것이다. 피부 박테리아는 신중하게 자기 구역을 선택한다. 코에 사는 박테리아가 겨드랑이의 환경에 반드시 만족하는 것은 아니다. 장내 특정 박테리아도 직사광선을 좋아하지 않는다. 아무튼 피부 박테리아는 일단 한곳에 자리를 잡으면 터줏대감으로서 텃세가 아주 심하다. 그래서 이방인을 극도로 꺼린다. 우리에게는 다행스러운 일이다. 여기서 1차 선별 작업이 이루어지면 우리 몸과 면역 체계에 이롭기 때문이다.

피부에 착륙한 외계 박테리아는 양분을 충분히 섭취하지 못해 굶어 죽을 때가 많다. 자기만의 완벽한 식량 수급 체계를 구축한 토착 박테리아가 먹을 것을 나누어 줄 생각을 하지 않기 때문이다. 때로는 이방인을 식탁에서 거칠게 밀어내는 데 그치지 않고 일부는 잡아먹기까지 한다. 그들의 몸을 번식에 필요한 양분으로 사용하기 위해서다.

이 시스템을 파괴하지 않으려면 우리는 피부 박테리아와의 평화로운 공존을 위해 무언가를 해야 한다. 피부 소독제에 해당하는 물과 비누는 면역의 친구이면서 동시에 적이다. 너무 더러운 피부는 새로운 박테리아에 서식 기반을 제공해 위험한 감염을 일으킬 수 있지만, 비누를 너무 자주 사용하면 이로운 박테리아의 환경을 해칠 뿐 아니라 많은 박테리아를 직접적으로 죽이기도 한다. 박테리아는 기본적으로 사회적 동물의 특성을 가지고 있고, 군집을 이루며 산다. 그러니까 함께 살지 않으면 불행해지고 성장하는 데도 이상이 생긴다.

화장도 일부 박테리아의 서식을 방해하는 원인이 될 수 있다. 화장으로 피부 환경이 바뀌면 박테리아는 무거운 마음으로 이전 서식지와 작별을 고할 수밖에 없다. 예를 들어 스튜어디스는 보통 장시간 진하게 화장한 상태로 승객을 상대하다 보니 〈스튜어디스 질병〉이라 불리는 피부병에 걸리기도 한다. 이 고약한 피부병은 좋은 박테리아가 사라지면 안 좋은 일이 생길 수 있다는 것을 알려 준다. 외부 박테리아와 곰팡이가 무주공산과도 같은 피부에 내려앉으면 작은 물집이 생긴다. 사실 우리 피부에 필요한 것은 물과 공기뿐이다. 그리하여 피부 관리를 할수록 악순환은 반복된다.

죽은 세포를 통한 보호: 피부 안
몇몇 외계 박테리아가 최상층 방어선을 뚫으면 피부에 닿는다.

정확히 말하면, 각질층을 만난다. 이것은 두 번째 방어선이다. 각질은 신체 표면의 상당 부분에 존재한다. 다만 일부 장소에서는 상당히 두껍다. 예를 들면 정말 많은 일을 하는 발 같은 곳 말이다. 피부 최상층은 죽은 세포로 이루어져 있는데, 이것들이 살아 있는 세포를 보호한다. 사실 우리 몸에서 겉으로 보이는 대부분은 죽은 것이다. 또 다른 물리적 방벽에 해당하는 털과 속눈썹, 손톱도 마찬가지다.

덧붙이자면 여기서 털은 화려하고 긴 머리카락이 아닌, 사람에 따라 밀도가 다른 온몸의 털을 가리킨다. 피부에 닿은 외부 병원균에게 털은 나쁜 오물을 잡아서 제거하는 거대한 나무와 같은 역할을 한다. 속눈썹은 가지를 넓게 펼친 울창한 숲과 같고, 손톱과 굳은살은 뚫을 수 없는 암석 판과 유사하다. 거기다 치료 및 방어 성분으로 피부를 적시는 땀과 타액, 기타 분비물, 그리고 피부를 보호하는 박테리아까지 더해지면 외부 병원체에게 이곳은 지극히 황량한 외계 환경이 된다.

다른 한편으로 이곳은 섬세한 비오톱이다. 이곳이 파괴되면 좋지 않은 결과가 생긴다. 게다가 이곳은 상처 같은 크고 작은 재앙뿐 아니라 무엇보다 비누 같은 세척제로 너무 자주 씻어도 파괴된다. 이로써 우리 몸의 청결 문제에 다시 이르렀다. 이 말을 오해해서는 안 된다. 몸을 청결하게 하는 것 자체는 당연히 매우 좋다. 불쾌한 냄새뿐 아니라 오물과 고약한 병균을 건강한 방식으로 제거할 수도 있다.

우리가 몸을 씻는 동안 피부에 사는 유익한 세균은 갈라진 틈에 숨는다. 그러다 샤워가 끝나면 빠르게 구멍에서 기어 나와 깨끗해진 피부를 다시 뒤덮는다. 다만 비누와 목욕 타월, 강력한 청결제로 구석구석까지 꼼꼼히 씻는 것은 좋지 않다. 최악의 경우에 피부 세균의 모든 종이 박멸될 수 있다. 그러면 무슨 일이 일어날까? 상상하기 어렵지 않다. 우리의 맨살은 몇 시간 동안 박테리아 방위군 없이 그대로 세상과 마주한다. 1차 방어선이 파괴된 것이다. 게다가 2차 방벽을 형성하는 죽은 세포층도 없어지고, 건강한 물질로 세포를 적시는 분비물도 사라진다. 이로써 2차 방어선도 무너진다. 그러면 피부는 건조해지고, 더 쉽게 감염에 노출된다.

혀가 각질로 이루어져 있다면?: 기적의 무기, 침

안전 문제와 관련해서 우리 몸은 몇 군데에서 양보안을 제시한다. 똑같은 피부여도 특정 영역은 각질이 아닌 점막으로 덮여 있기 때문이다. 입안과 코 안, 눈, 생식기, 항문이 그렇다. 여기서는 살아 있는 세포가 세상과 바로 맞닿아 있다. 왜냐하면 우리는 그곳의 세포로 무언가를 직접적으로 느껴야 하거나, 바깥세상과 연결된 구멍이 필요하기 때문이다. 만일 혀가 발바닥처럼 두꺼운 각질로 덮여 있으면, 음식 맛을 제대로 즐길 수 없고 키스도 엄지발가락 두 개의 접촉처럼 느껴질 것이다. 혀에는 열 감지 수용체나 촉각 수용체가 표면에 착 달라붙어 있어서 감각의 불꽃놀이가 벌어지고, 그로써 감정에 불이 붙는다. 물론 키스의 즐거움이 진화론적으로 이득이라서 혀가 각질 대신 점막으로 덮여 있는 것은 아니다. 우리가 입술과 혀로 무언가를 정확히 느끼고 맛볼 수 있는 것은 어떤 먹이가 좋고 나쁜지, 날카롭고 둥근지, 혹은 살았는지 죽었는지 더 쉽게 구분하기 위해 생겼을 가능성이 크다. 눈도 마찬가지다. 만일 눈이 두꺼운 각막층으로 덮여 있다면 세상은 희뿌연 유리처럼 보일 것이다.

그런데 이 구역에서도 우리 몸은 침입자를 막기 위해 추가 보호 메커니즘을 개발했다. 첫째, 여기에는 수많은 세포가 층층이 쌓여 있다. 통행량이 많은 도로는 단단히 포장되어야 하기 때문이다. 외부와 자주 교환이 이루어지는 곳에서는 겹겹이 쌓인 세포가 불량한 침입자를 막는다. 둘째, 이런 곳들은 늘 점성 분비물로 젖어 있다. 한편으로는 세포가 몇 분 안에 마르는 걸 방지하기 위해서고, 다른 한편으로는 이 분비물에 일련의 유익한 술책이 마련되어 있기 때문이다. 게다가 분비물에 적응한 우리 몸의 박테리아도 외부 병균의 침입을 어렵게 한다.

이 메커니즘은 입안의 침으로 설명하는 것이 가장 좋다. 우리는 하루에 약 1.5리터의 침을 생산한다. 콜라 페트병 하나의 양이다. 침은 진정한 기적의 액체다. 그 성분은 음식물 분쇄 과정에서 중요한 역할을 한다. 또한 구강을 늘 촉촉한 상태로 유지한다. 그래야 무방비 상태로 노출된 세포들을 지킬 수 있을 뿐 아니라 음식물을 맛보거나 삼킬 수 있고 말할 수도 있다. 그 밖에 우리 몸에 아무 볼일이 없는 신규 이민자를 막는 것도 침의 중요한 기능이다.

이렇듯 다재다능한 침은 각각의 임무에 특화된 다양한 효소로 가득 차 있다. 예를 들어 라이소자임은 특정 박테리아의 세포벽을 직접 공격하고, 락토페린 같은 효소는 외래 박테리아의 성장과 번식을 저지하기 위해 철분을 빼앗아 굶겨 죽인다. 외부 박테리아도 우리와 마찬가지로 생존에 철분이 필요하기 때문이다. 그 밖에도 침에는 박테리아와 곰팡이의 성장을 억제하는 히스타틴이 있고, 심지어 침입자에게 달려들어 〈잡아먹어야 할 대상〉이라는 딱지를 붙이거나 아니면 즉시 무력화하는 항체 군단도 있다. 항체들은 체세포가 잡아먹을 대상을 쉽게 인지하고 제거할 수 있도록, 위험한 외부 세균에 부착해 놓은 쌍둥이 형태의 경고판이다. 그 자체로 상당히 크기 때문에 이 경고판이 붙은 박테리아는 끈적거리는 점액 내에서 움직임이 현저히 둔화된다. 항체들은 마치 쪼그마한 거머리처럼 병원체에 달라붙어, 소화 세포가 나타나 그것들을 모두 잡아먹을 때까지 떨어지지 않는다. 이 부분은 나중에 좀 더 자세히 설명하겠다.

침은 꽤 훌륭한 방어제다. 민간요법에서 가벼운 상처나 벌레 물린 곳에 침을 바르라고 권고하는 것도 이상한 일이 아니다. 실제로 침은 빠른 응급 치료제다. 다만 자신의 침만 발라야 한다. 침에는 항균, 항진균, 항바이러스 효과가 있다. 그런데 개인적인

식습관을 통해 형성된 구강 세균총의 특성은 개인마다 다르다. 따라서 침은 자기 자신에게만 좋을 수 있고 타인에게는 위험한 혈액 감염으로 이어질 수 있다. 그러니 조심해야 한다. 자기 침을 바르는 건 괜찮지만, 엄마의 침을 바르는 건 안 된다!

침과 마찬가지로 다른 점막과 점액 분비물도 우리 몸을 방어할 만반의 준비가 되어 있다. 거기에 주로 기여하는 것은 효소와 항체, 그리고 균형 잡힌 세균총이다. 그 밖에 병원체뿐 아니라 기타 손상을 막기 위해 우리 몸은 다양한 구멍에서 전문적인 특성을 개발했다. 몸속 짧은 여행을 통해 이것들의 작용 방식을 알아보자.

예를 들어 코점막은 콧속의 강모로 거친 먼지를 걸러 낸다. 성가시게 여겨지던 코털에도 기능이 있다니, 훌륭하지 않은가! 공기는 코를 통과하자마자 곧장 숨관을 통해 폐로 들어간다. 코의 분비물 아래에는 얇디얇은 섬모가 있다. 호흡 상피다. 이것은 끝에 털이 달린 특수 세포인데, 한 방향으로 끊임없이 흔들리면서 폐에 들어온 오물이나 오래된 세포, 박테리아, 그리고 폐에 들어가서는 안 되는 이물질을 위로 운반해 재채기로 내보내거나 아니면 꿀꺽 삼키게 한다. 코 점액에도 순찰대가 상시적으로 돌아다닌다. 경고 딱지를 붙이는 항체, 박테리아의 표면을 분해하는 라이소자임, 박테리아의 성장을 억제하는 락토페린, 이방인의 생존을 방해하는 기타 억제제 등이 있다.

폐로 들어가지 않는 것들은 다른 고속 도로를 이용해 우리 몸에 침투한다. 구강과 식도를 지나 위와 연결된 고속 도로다. 여기서 외래 병원체를 기다리는 것은 혹독한 환경이다. 위산은 대부분의 침입자를 간단하게 해치운다. pH 수치가 1에 가까울 만큼 강한 산성을 띠기에 어떤 외부 침입자도 부식되지 않고는 배기지 못한다. 따라서 위 속에 떨어진 것은 모두 분해된다. 특별한 보호 장치가 있거나, 한꺼번에 대량으로 밀고 들어와 용케 소수가 장으로 빠져나가는 경우가 아니라면 말이다. 그런데 위 점막은 침입자를 제거하는 용도가 아니다. 그런 일에는 위산이 훨씬 더 효과적이다. 점막은 오히려 자신이 만들어 낸 산으로부터 몸을 보호하는 역할을 한다.

병원체는 물론이고 위를 통과해서 살아남은 다른 침입자들은 이제 장에서 점막을 만난다. 여기서 어떤 일이 벌어질지 충분히 예상할 수 있다. 위에서 일어났던 일이 반복되는 것이다. 장 점막에는 작은 돌기가 달린 융모가 촘촘히 나 있는데, 이것은 양분의 원활한 흡수를 돕는다. 또한 점액과 그 성분은 음식물을 잘게 부수어 몸에 쉽게 흡수되는 형태로 만든다. 그뿐이 아니다. 장 점막은 면역 체계의 중심이기도 하다. 장 점막은 음식물의 분쇄 및 흡수뿐 아니라 면역 체계에서도 상이한 임무를 수행한다. 특히 소장에서는 면역 세포가 활발하게 순찰을 돌면서 정비한다. 더 아래로 내려갈수록 수많은 박테리아종으로 이루어진 장내 세균총이 증가한다. 이것들은 예를 들어 비타민 K의 생성과 음식물 흡수를 돕고 다른 박테리아가 이곳에 정착할 가능성도 차단해 버린다.

한편 여성에게만 발견되는 특별한 점막이 있다. 바로 질 점막이다. 기본 기능은 다른 점막과 비슷하지만 특별한 점들이 있다. 질 분비물의 성분은 생리 주기를 비롯해 임신 같은 특별한 경우에 규칙적으로 바뀐다. 나이 또한 호르몬 변화로 인해 무척 중요한 역할을 한다. 무엇보다 질 점막의 두께와 면역 기능 면에서 말이다. 항생제 복용의 결과를 보면 질 점막이 외부 영향에 얼마나 민감하게 반응하는지 명확히 드러난다. 약물은 질 속의 세균을 좋은 것이든 나쁜 것이든 가리지 않고 죽인다. 여기서 좋은 세균은 주로 유산균인데, 이것이 없으면 곰팡이 감염에 쉽게 노출된다.

점막이 면역 체계에서 건강한 역할을 하려면, 우리가 행동으로 지원해야 한다. 만일 점막이 스트레스를 받거나 혹사를 당하면 고약한 결과가 생길 수 있다. 물론 외래 박테리아가 피부의 최상층 방어선을 통과하고 운 좋게, 예를 들어 피부 상처로 인한 각질이라는 물리적 장벽을 극복하더라도 그들을 기다리는 건 좀 더 살기 좋은 환경이 아니다. 그들은 우리 몸의 정규군과 맞닥뜨려야 한다. 침입자에게 쉽사리 자리를 내줄 생각이 없는 면역 세포가 그 주인공이다. 이들은 전략적으로 움직인다. 여기저기 목소리가 뒤엉키거나 우왕좌왕하는 일 없이 그저 조용히 표적을 향해 집중 작전을 펼친다. 물론 그 전에 몸의 군단이 출동할 수 있도록 경보를 울려야 한다. 최일선에서 경보를 담당하는 것이 바로 패턴 인식이다.

우리 편이야, 남의 편이야?: 패턴 인식

사실 모든 사람이 정보를 체계화하기 위해 패턴 인식을 한다. 그 능력이 남들보다 뛰어나면 큰 장점이 된다. 패턴을 빠르고 정확하게 인식하면 좀 더 신속하고 적절하게 대응할 수 있기 때문이다. 인간의 몸에는 우리 것에 속하지 않는 패턴을 인식하는 수많은 수용체가 있다. 이를 통해 우리 몸은 빠르게 결정을 내린다. 〈방금 지나간 것이 뭐지? 우리 편이야? 한 번도 본 적이 없는데!〉 비유적으로 말해서 혹시 후대의 코끼리나 물고기에게서는 나올 수 있을지 모르지만, 지금까지 이런 코끼리 코나 물고기 비늘을 본 적이 없다는 판단이 서면 간단하게 결정 내린다. 〈제거해!〉

더없이 귀중한 이 일에 필요한 것은 분류를 담당하는 수용체이다. 이것의 발견과 관련해서 한 여성이 먼저 떠오른다. 생물학자이자 생화학자인 크리스티아네 뉘슬라인폴하르트이다. 그녀는 게놈 연구에서 즐겨 사용하는 노랑초파리를 다년간 연구했는데, 배아의 발달이 어떻게 유전자에 의해 조절되는지 밝혀내는 것이 목표였다.

이후 예상치 못한 놀라운 발견이 이루어졌다. 뉘슬라인폴하르트와 그녀의 동료 에리크 비샤우스가 알려지지 않았던 구조의 유전자를 발견한 것이다. 두 사람은 탄성을 터뜨리며 즉시 이것에 톨유사수용체Toll-Like Receptor, TLR라는 재미있는 이름을 붙였다. 구조 인식 능력을 갖춘 이 수용체는 다른 생물들에게만 있고, 인간에게는 없는 것으로 알려졌다.

시간이 가면서 이런 수용체들 가운데 새로운 것들에 관한 연구가 줄기차게 이루어졌다. 지금까지 인간의 경우는 열 가지, 동물계에서는 총 열네 가지가 발견되었다. 모두 외부 침입자의 특징을 식별할 수 있는 수용체였다. 예를 들어 TLR-2는 지모산이라는 물질을 인식해 냄으로써 몸속으로 몰래 들어오려는 곰팡이를 귀신처럼 알아차린다. TLR-5는 일부 박테리아에게서 지느러미와 유사한 작용을 하는 플라젤린을 포착한다. TLR-7은 무엇보다 바이러스에게만 있는 단일 가닥 RNA에 특화되어 있다. 따라서 이 수용체는 몇몇 다른 수용체와 함께 세포 내부에도 위치한다. 바이러스 감염 여부를 즉시 감지하기 위해서다.

톨유사수용체 말고도 특수한 방식으로 선천성 면역 시스템을 가동시키는 수용체는 무수히 많다. 수용체들의 작업 방식은 척 보자마자 피부암과 종기를 구별할 줄 아는 피부과 의사와 비슷하다.

물질 구조의 일반적인 패턴을 인식하는 이런 수용체가 단순한 유기체뿐 아니라 복잡한 유기체에도 나타나는 것으로 보아, 진화의 아주 이른 시기에 발달한 것으로 추정된다. 이것들은 미리 경보를 울려 전문 방위군에 시간을 벌어 준다. 경보가 울리면 비특이적 면역 세포들이 깨어나고, 우리 몸은 일단 일반적인 방어에 나선다. 이는 활성화된 톨유사수용체들이 야기한 신호 사슬을 통해 일어난다.

동포들이여, 이 신호에 귀를 기울여라!: 세포들의 방어전

외부 박테리아의 침입이 감지되어 우리 몸에 첫 경보가 울리면 대개 대식 세포(혹은 식세포)가 즉각 출동한다. 이 세포들은 박테리아를 공격해서 잡아먹는다. 병원체가 자기만큼 덩치가 커도 개의치 않는다. 소화를 할 수 없다면 그냥 자기 배 속에 넣고 움직이지 못하게 한다. 이렇듯 대부분의 침입자는 식세포에 의해 분쇄된다.

1922년에 이미 영국 의사 알렉산더 플레밍이 식세포들의 작동 방식을 밝혀냈다. 박테리아의 껍질을 손상시켜 죽게 만드는 효소를 코 분비물에서 발견한 것이다. 그는 이것을 〈라이소자임〉이라고 불렀다. 이 효소는 대식 세포의 공격용 도끼다. 게다가 대식 세포는 멀티태스킹 능력이 있어서, 땀을 뻘뻘 흘리며 박테리아를 제거하는 도중에도 신호 물질을 보내 다른 면역 세포를 초대한다. 그중 하나가 단핵구(單核球)인데, 이것은 현장에서 대식 세포로 변신함으로써 이미 존재하는 대식 세포의 수와 전투력을 증가시킨다.

대식 세포 외에 손상된 조직 자체도 면역 세포를 불러들인다. 예를 들어 한 세포가 죽을 경우 그 전에 신호를 보낸다. 그러니까 시름시름 앓는 세포는 박테리아 몰래 마지막 순간에 도움을 청하고, 부디 자신의 죽음이 헛되지 않길 바라며 복수를 원한다. 혈액 속을 지나가던 식세포 및 백혈구 같은 특정 혈액 세포는 신호를 듣는 즉시 무언가 잘못되었음을 알아차리고 걸음을 늦추며 혈관에 달라붙는다. 그런 다음 무슨 일인지 살펴보기 위해 혈관 벽에 찰싹 붙은 채 세포들을 지나 조직으로 침투한다. 이 과정을 지원하는 것이 있다. 바로 신호 물질을 통해 조직으로 흘러들어 세포 사이의 투과성을 높이는 물이다.

이런 식으로 외부 침략자가 발생하면 즉각 그에 대응하기 위해 최상의 부대가 투입된다. 그중에서도 특히 적극적인 것은 최대의 백혈구 그룹인 호중구(또는 중성구)이다. 다양한 기능을 갖춘 기동 타격대에 해당하는 이들은 한편으로는 식세포처럼 박테리아를 흡수해서 분해하고, 다른 한편으로는 박테리아 주위에 둥그렇게 울타리를 쳐서 침투를 저지한다. 결사 항전 끝에 죽음을 맞으면 면역계의 스파이더맨이 되어, 범법자에게 항균 물질이 포함된 끈적거리는 DNA를 거미줄처럼 던진다. 거미줄에 갇힌 박테리아는 항균 물질에 의해 서서히 분해된다.

그런데 대식 세포와 단핵구, 호중구의 방어만으로는 박테리아를 물리치기에 충분하지 않을 때가 많아서 경보는 계속 전달된다. 그와 함께 대식 세포와 호중구는 인플라마솜(염증 조절 단백질 복합체)을 만들어 내고, 이것은 또 다른 염증 신호를 활성화한다.

이 프로세스는 일종의 우편 시스템으로 상상하면 된다. 그러니까 화학 주성* 과정의 신호 물질인 사이토카인에게 보내는 우편물인 것이다. 사이토카인 그룹은 주로 케모카인, 인터페론, 인터류킨으로 구성되어 있다. 이들의 경보 내용은 이미 알려져 있다. 케모카인은 다른 면역 세포들에게 사건 현장으로 이동하도록 요구하고, 수분을 가득 품어 조직 세포의 투과성을 높이는 데 도움을 준다. 또한 다른 면역 세포를 파티에 초대하기도 한다. 그에 반해 인터페론은 항병원성 반응을 자극하는 호르몬이다. 세포 스스로 방어에 나서도록 고무하는 역할을 한다. 인터류킨은 면역 세포 간의 의사소통을 개선하고, 발열 및 발적 같은 전형적인 염증 반응을 유발함으로써 삼각 경보 체계를 완성한다. 특히 이 염증 반응은 인터류킨-6이 담당하는데, 실제로 열을 일으키는 데 몇 개의 분자만으로도 충분하다. 인터류킨-6은 또 다른 신호 물질들을 복잡한 회로로 보내, 체온을 올리는 것이 좋다는 사실을 뇌의 열 조절 장치에 전달한다. 열이 웬만큼 나는 게 왜 좋은지는 나중에 자세히 설명하겠다.

신호 사슬의 작동 방식은 인터페론을 보면 뚜렷이 알 수 있다. 생산지가 각각 다른 알파, 베타, 감마 그룹으로 나뉘는 이 단백질은 주로 항바이러스 효과가 있지만, 다른 병원체들에서도 활성화된다. 인터페론은 특이적 면역 조절제가 아니라 다양한 세포 속에서 항바이러스 단백질 전체를 가동시킴으로써 수많은 병원체

---

* 세포가 화학적 유인 물질을 감지해서 이동하는 성질.

에 대항한다. 지금까지 감염되지 않은 세포 속에서 작동된 이 경보 프로그램 덕분에 다른 세포들은 감염을 막을 수 있다. 경보 체계에서 지금껏 확인된 단백질 화합물은 서른 개가 넘는다. 모든 과정이 빠르게 진행된다는 점이 최대 장점이다. 인터페론 분비와 작용은 중앙에서 통제되지 않고 그때그때 현장에서 직접적으로 이루어진다.

이 과정이 밝혀지기까지는 1957년 런던 국립 의학 연구소의 앨릭 아이작스와 장 린덴만이 인터페론의 유래를 발견한 뒤로도 수십 년이 걸렸다. 두 사람은 바이러스에 감염된 세포가 스스로 인터페론을 분비한다는 사실을 알아냈다. 그런데 면역계의 특수 세포들도 인터페론을 만들어 낸다. 주변 세포들에게 경고를 하는 동시에 바이러스 증식을 막는 단백질의 생산을 촉구하기 위해서다. 그 뒤 세포들이 반응하는 일련의 과정을 〈인터페론 신호 사슬〉이라고 한다. 이 신호 체계는 바이러스에 필요한 효소의 형성을 가로막거나 세포 내 RNA 바이러스를 파괴함으로써 세포에서 바이러스가 확산하는 것을 차단한다. 이는 상당히 효과적인 메커니즘이다. 왜냐하면 그로써 바이러스 번식을 느리게 하거나, 생체 프로그램에 따라 인터페론에 감염된 세포를 이른 죽음으로 내몰기 때문이다. 〈세포 자살〉이라는 이름으로 불리는 일종의 가미카제 작전이다.

인터페론을 유명하게 만든 것은 이런 놀라운 메커니즘만이 아니다. 연구가 진행되면서 또 다른 능력이 밝혀졌다. 바로 치료 능력이다. 인터페론은 세포 분열을 억제할 수 있기에 병든 세포의 증식을 방해할 수 있다. 예전에는 이런 특성을 주로 만성 간염과 생식기 사마귀, 에볼라 환자 치료에 실험적으로 사용했지만, 요즘은 암 연구에서 큰 관심을 받고 있다. 물론 인터페론 치료의 부작용도 무시할 수 없다.

2장
우리 몸의 면역 군단

면역계는 온갖 일에 전문적으로 투입되는 우리 몸의 국방군이다. 우리는 이미 일부 주역을 만났다. 하지만 그 외에도 아직 많다. 군대는 최고 사령관 하나가 지휘하는 것이 아니라 특수 부대를 탁월하게 장악한 많은 장군이 이끈다. 인체에는 서로 긴밀하게 협력하는 두 가지 전력이 있다. 선천성 면역계와 후천성 면역계* 다. 두 군대 모두 폭넓게 분화되지 않은 줄기세포에서 생겨난다. 림프계의 일부에서 성숙한 줄기세포와 골수에서 미분화 상태로 남아 있는 줄기세포다. 전군은 오케스트라처럼 움직인다. 각자 자기 방식대로 활동하면서 반응하고 영향을 주고받는다. 그렇다면 이 모두를 동시에 언급하는 것이 바람직해 보인다.

* 자연 면역과 획득 면역이라고도 한다. 다른 한편으로 선천 면역은 비특이적 방어, 후천 면역은 특이적 방어라고 하는데, 선천 면역이 비특이적인(비전문적인) 이유는 침입자를 가리지 않고 무차별적으로 공격하기 때문이고, 후천 면역이 특이적인(전문적인) 이유는 이전의 기억을 토대로 특정한 침입자에게 특정한 면역 체계로 대응하기 때문이다.

전문적이면서 전문적이지 않은 면역 반응: 선천성 면역계

우리가 방금 알게 된 선천성 면역계는 일종의 기동 타격대다. 이 세포들은 즉각적인 반응에 특화되어 있고, 몇 분 이내에 반응할 때가 많다. 패턴 인식으로 이물질이 발견되면 경계경보가 발령된다. 혹은 사격 잠금장치가 곧장 해제된다.

그와 함께 침입자 딱지를 붙이거나 격리시키거나 제거 작업이 시작된다. 우리 몸은 표면에 편모가 있는 세포와 다당류, RNA 바이러스를 발견하면 이런 식으로 경보를 울린다. 우리 몸에 없는 것들이 분명하기 때문이다. 이를 담당하는 세포는 다양하고, 이들의 작업은 점점 더 명확히 알려지고 있다. 2011년 노벨 의학상은 선천성 면역계를 좀 더 정밀히 조사한 면역학자 세 명에게 돌아갔다.

걸리기만 해! ― 대식 세포

대식 세포는 몸속에서 세균이나 이물질, 쓰레기 따위를 먹어 치우는 식세포를 가리키는데, 엄청난 대식가라는 의미에서 대식 세포라 한다. 이 세포들은 조직 내에 배치되어 있다가 긴급 상황이 발생하면 현장으로 급파되거나, 아니면 예방 차원에서 위험 지구에 주둔한다. 우리 몸에서 특히 취약한 곳은 외부 세계의 물질과 긴밀하게 접촉할 수밖에 없는 영역이다. 예를 들어 숨을 들이쉴 때 박테리아가 함께 유입되는 폐의 허파 꽈리가 그렇다. 그 밖에 몸의 정화 공장에 해당하는 간도 취약 지구다. 대식 세포는 우리 몸에 적대적인 병원체를 발견하면 즉각 공격에 나선다.

대식 세포가 병원체를 소화하는 과정은 퍽 흥미롭다. 일단 병원체를 자신의 피부, 즉 세포막으로 서서히 감싼 뒤 세포 내부에서 또 다른 막으로 이루어진 자루를 만들어 낸다. 바로 파고솜, 즉 병원체의 감옥이다. 외래 세균은 탈출 가능성이 제로인 이 곳에 꼼짝없이 갇히고, 이어 제거 작업이 시작된다. 대식 세포는 거미줄에 걸린 먹이를 실로 칭칭 감아 놓은 다음 그 안에다 소화액을 주입하는 거미처럼 분해 효소를 함유한 리소좀을 주입한다. 이건 곧 병원체의 죽음을 의미한다.

그런데 찌꺼기는 남는다. 만일 그 안에 쓸모 있는 것이 남아 있다면 모두 버려야 할 필요가 있을까? 예를 들어 남은 아미노산은 세포를 만드는 데 사용할 수 있지 않을까? 결국 이것들은 모아서 재사용되고, 나머지 찌꺼기는 다른 세포들이 사용할 수 있게 혈액 속으로 보낸다.

완벽한 시스템처럼 들리지만 사실 한계가 있다. 첫째, 대식 세포는 포획 기술로 몸 안의 모든 병원체를 제거할 만큼 수가 충분치 않다. 둘째, 대식 세포는 모든 병원체를 일거에 인식하지 못한다. 특히 병원체가 자유롭게 떠돌아다니지 않고 세포 내부에 숨어 있을 경우에 말이다. 게다가 대식 세포의 분해 작업을 무력화시키는 독특한 방어 기제를 개발한 똑똑한 적도 있다. 이에 대해서는 나중에 알아보기로 하자.

알람, 알람 — 단핵구

백혈구 중에서 가장 큰 단핵구는 혈관을 떠나면 대식 세포가 되는 세포다. 물론 이들의 포식 능력은 혈액 속에 있을 때 이미 완전히 발달한다. 단핵구는 이질적인 패턴을 인식하면 흡수해서 파괴한다. 그뿐이 아니다. 침입자를 발견하는 즉시 경보를 울려 다른 방어 세포들을 움직인다. 단핵구의 신호 물질은 무척 빠르고 효과적이다. 그중에서 대표적인 것이 인터류킨이다. 인터류킨은 예를 들어 열로써 염증과 싸우는 일에 가담한다. 그 밖에 단핵구는 병원체의 시체를 수거해서 다른 면역 세포들이 잘 볼 수 있도록 창밖으로 버린다. 그게 뜻하는 바는 이렇다. 〈동지여, 이런 것을 본다면 즉시 죽여라!〉 이것의 작동 방식은 나중에 자세히 설명하겠다.

삼중 방어 장치 — 과립구

과립구는 식세포 동맹군의 세 번째 부대다. 물론 그중 일부만 그렇다. 과립구는 여러 그룹으로 나뉜다. 전문적인 의학 용어가 난무하는 가운데, 선명하게 떠올려 볼 수 있는 이름이 나온다면 반가울 것이다. 과립구가 그 경우다. 〈과립〉이라는 말은 〈자잘한 알갱이〉라는 뜻인데, 이 세포들이 그렇게 생겼다. 세포 보호막 아래 자잘한 알갱이가 있는 것이다. 과립구는 전체 백혈구에서 가장 수가 많고 거기다 기생충과 벌레, 곰팡이처럼 큰 병원체를 제거하는 놀라운 능력을 갖고 있다. 다만 안타깝게도 알레르기 발생과 관련이 있다.

과립구는 현미경 검사를 위해 염색했을 때 세포액의 색에 따라 세 가지 유형으로 나뉜다. 이것들은 각각 임무가 다르다. 그중에서 가장 수가 많은 것이 투명한 색에서 연보라색에 이르는 수조 개의 호중구이다. 이들은 체내 세균 감염이 발생하면 단핵구 및 대식 세포와 함께 가장 먼저 부름을 받는다. 단핵구가 경보를 울리거나, 대식 세포가 통보하거나, 혹은 수지상 세포가 화급하게 편지를 쓰면 호중구는 떼를 지어 몰려간다. 이런 식으로 자극을 받은 호중구는 침입자의 진격을 저지하기 위해 최선을 다한다. 예를 들어 병원체를 포위한 뒤 잡아먹으려 하고, 항균 및 항바이러스 물질을 분비한다. 포식 활동은 커다란 대식 세포와 비슷하지만 다만 덩치가 작아 당연히 배가 빨리 찬다. 대신 이들은 삶의 마지막 순간에 기적의 무기를 사용한다. 죽음의 고통 속에서 끈끈한 DNA를 그물처럼 내뿜으며 운명을 마감하는 것이다. 스파이더맨과 비슷하지만, 그들은 단 한 발만 갖고 있다. 이렇게 그들은 선을 위해 스스로를 희생한다. 호중구가 끈적거리는 그물로 병원체를 칭칭 감아 두면 병원체도 죽음을 맞는다. 그물에는 독성 분자가 함유되어 있기 때문이다.

호중구의 동료인 빨간색의 호산구는 다르게 활동한다. 이들은 IgE 항체와 협력해서 일한다. 기생충의 표면에 항체가 꽂히면 이는 호산구에게 즉시 여기서 작업을 개시하라는 신호가 된다. 그러면 호산구는 세포 내부의 과립, 즉 작은 알갱이에서 독성 물질을 방출한다. 이 물질은 병원체를 공격하는 동시에 즐겁게 포식을 기다리는 다른 호산구를 불러들인다. 호산구도 때로는 병원체를 잡아먹으므로 식세포로 분류되기도 한다. 그런데 오늘날에는 위생과 의학 발달로 기생충과 접촉할 일이 거의 없기 때문이든, 아니면 다른 이유 때문이든 호산구는 안타깝게도 간혹 인간에게 해를 끼친다. 예컨대 알레르기로 천식이 발생하면 호산구의 성분이 폐를 공격하는 것이다. 알레르기와 면역계의 역할에 대해서는 나중에 좀 더 자세히 설명할 기회가 있을 것이다.

파란색에서 보라색에 이르는 호염기구도 있다. 말 그대로 〈염기를 좋아하는〉 백혈구라는 뜻이다. 따라서 이것은 염기성 염료를 사용하면 아주 뚜렷이 드러난다. 호염기구를 발견한 사람은 독일 미생물학자 파울 에를리히인데, 그는 이 발견으로 1908년 노벨상을 받았다. 호염기구도 항체를 통해 활성화된다. 특히 자주 발견되는 곳은 벼룩이나 진드기 같은 기생충이 서식하는 피부 속이다. 호염기구는 다른 면역 세포들이 기생충을 방어하는 데 도움이 되는 신호 물질을 발산한다. 하지만 이 역시 알레르기 발

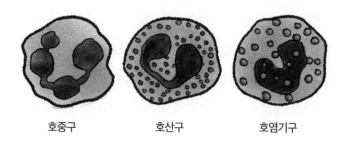

호중구   호산구   호염기구

병에 수상쩍은 역할을 한다. 호염기구는 피부를 늘리고 국소 혈액 응고를 억제한다. 예를 들어 그 안에 저장된 히스타민은 주변 조직의 부기, 가려움증, 발적을 유발한다. 만일 병원체 탓이고 그래서 그것을 제거한다면 좋은 일이지만, 몸이 원래 무해한 물질에 사격을 가한다면 나쁜 일이다.

호염기구의 특수 형태인 비만 세포는 조직 속으로 이주한, 특히 신경질적인 호염기구를 가리킨다. 여기서 그들은 사방으로 주먹을 휘두르고, 때로는 무해한 물질 뒤에 숨은 치명적인 위험을 알아채고 인정사정없이 대응한다. 처음에는 좋은 아이디어였다. 그러니까 수천 년 전에 우리 몸의 위장관에 벌레나 다른 기생충이 득실거릴 때는 분명히 의미가 있었다. 조직을 붓게 하고, 수분을 방류해서 딱딱한 성분의 통과를 원활하게 하고, 근육을 경련시키고, 신경을 자극하고, 율동적인 근육 수축을 통해 위로는 구토를, 아래로는 설사를 야기하고, 위산 분비를 촉진시켰으니 말이다.

그런데 환경이 점점 깨끗해지면서 비만 세포의 역할은 한층 의심스러워졌다. 다른 물질도 우리 몸에 잠재적 위험이 될 수 있지 않을까? 비만 세포는 〈안전한 게 안전한 것〉이라는 정신으로 온갖 불쾌한 부작용이 있는 히스타민 저장고의 문을 활짝 열어젖힌다. 그로써 우리는 가렵고, 아프고, 코가 막히고, 기관지가 수축되는 일을 겪는다. 모두 알레르기 증상이다.

성공의 지름길, 네트워크 — 수지상 세포

나뭇가지와 비슷하게 생겼다고 해서 수지상(樹枝狀)이라는 이름이 붙은 이 세포는 면역 체계의 주역이다. 이들은 신호 물질을 내보냄으로써 외부 침입에 즉각 반응하고, 화재가 발생하면 주의를 환기시키고, T 세포와 B 세포가 올바른 방어 물질을 생산할 수 있도록 교사 역할을 한다.

2011년에 랠프 스타인먼은 수지상 세포와 그 기능을 발견한 공로로 노벨상의 영예를 차지했다. 그런데 노벨상 수상자가 시상식에 참석하지 못한 것은 그때까지 그가 처음이자 유일했다. 왜냐하면 시상식을 불과 며칠 앞두고 췌장암으로 세상을 떠났기 때문이다. 그로부터 몇 년 전 스타인먼은 치밀한 치료법으로 자신의 암을 스스로 치료했는데, 이 치료의 중심에 수지상 세포가 있었다.

수지상 세포들은 파수꾼이자 경보 전달자이자, 면역계의 주축이다. 이들의 눈에서 벗어나는 건 불가능에 가깝다. 수지상 세포의 긴 팔은 신체 깊숙한 곳까지 이른다. 피부에 있는 수지상 세포는 랑게르한스 세포라고 하고, 간에 있는 것은 쿠퍼 세포라고 한다. 이것들의 역할은 센서와 정찰이다. 수지상 세포는 엄청나게 긴 팔로 항원이라 불리는 병원체나 그 성분들을 지속적으로 잡아내서 림프 기관에 있는 다른 면역 세포들에게 넘긴다. 알람이 날카롭게 울리면 수지상 세포는 알람 합창단에 합류한다. 자신의 신호 물질로 온도를 높이고, T 세포와 B 세포에게 연락을 취해 적극적인 반응을 유도한다. 그사이 자신은 세포 내부에서 병원체를 한입에 들어갈 만큼 작고 확인하기 쉽도록 조각낸다. 물론 그것을 직접 먹지는 않고, 몰려오는 면역 세포들에게 시식 음식처럼 보여 준다. 이때 모두가 그것을 베어 먹지는 않는다. 다만 어떤 적절한 세포가 냉큼 먹기 시작하면 수지상 세포와 T 세포는 최상의 면역 반응을 함께 일으키기 위해 대화를 나눈다. 수지상 세포는 선천성 면역계의 즉각적인 반응과 후천성 면역계의 면역 반응을 잇는 핵심 세포다. 이것이 정확하게 어떻게 작동하는지 곧 확인할 수 있다.

모범생이 되는 것이 좋다: 특이적 면역 반응

이것은 한결 느긋하면서도 철저하게 작용하지만, 온몸이 조심해야 하는 부담을 생산하기도 한다. 후천성 면역 체계의 이야기다. 이것은 선천적 면역 체계와 달리 학습 능력이 있고, 각각의 침입자에 맞게 대응할 수 있다. 게다가 몇 년이 지나도 예전에 한 번 본 병원체를 기억할 만큼 기억력이 뛰어나다. 따라서 다시 만나면 신속하게 방어에 나설 수 있다. 일부 질병에 면역력이 생기는 것도 그 덕분이다. 반면에 신속한 방어로 인해 새로운 감염이 소리 소문 없이 발생하기도 한다. 이에 대해서는 나중에 자세히 설명하겠다.

병사 — CD8 T 세포

〈CD〉는 〈분화 무리Cluster of Differentiation〉의 약자로서, 체세포 표면에 1부터 계속 번호를 매겨 나간다. 그간의 연구를 통해 2016년을 기준으로 CD371까지 밝혀졌는데, 분명 앞으로 더 나올 것이다. 분자의 기능과 번호는 아무 관련이 없다. 따라서 수지상 세포가 면역 반응의 지휘관이라면 CD8 T 세포는 우리 몸의 병사다.

　CD8 T 세포는 주로 수지상 세포의 명령을 받는다. 우선 그들은 병원균을 식별하고, 그에 제대로 반응하는 법을 훈련받는다. 그러다 지시가 떨어지면 신속하게 대응에 나선다. 세포 내부에 적이 보이자마자 감염된 세포는 그 일부를 표면 밖으로 쑥 내민다. 이렇게 내민 〈손〉이 HLA, 즉 인간 백혈구 항원인데, 곧이어 알게 되겠지만 상당히 복잡하다. HLA 분자는 인체의 모든 세포 속에 있다. 아니, 엄밀히 말하면 핵이 있는 세포에만 있다. 적혈구에는 핵이 없기에 HLA도 없다. HLA가 있으면 공격을 받는 세포는 군인들의 연대와 도움을 기대할 수 있다. 그런데 여기서 연대와 도움을 글자 그대로 받아들여선 안 된다. CD8 T 세포는 이질적인 구조를 발견하면 즉각 날카로운 반응을 보인다. 단백질 퍼포린은 도움을 청하는 세포의 세포막에 구멍을 내고, 병원체에 감염된 세포 속으로 죽음의 분자를 주입한다. 세포가 스스로 목숨을 끊도록 만드는 분자다. 물론 이는 살해라기보다 명백한 자살 권유다. 공동체의 안녕을 위해선 어쩔 수 없는 일이다. 감염된 세포 내에서 병원체가 증식하는 것은 공동체 전체에 위험을 야기할 수 있기 때문이다.

작업이 끝나면 CD8 T 세포는 잠시 휴식을 취해야 한다. 같은 작업을 계속 수행하려면 에너지가 필요하기 때문이다. 그런데 병원체가 몇 주, 몇 달 동안 쉼 없이 몰려오면 어떻게 될까? CD8 T 세포도 지칠 수밖에 없다. 그러면 실제 위험에 적절하게 대응하지 못하고, 반응도 둔해진다.

장군 ─ CD4 T 도움 세포

면역 체계의 장군들은 적이 다양한 만큼 다양한 전술을 구사한다. 집중 공격 시에는 면역계의 사령탑인 수지상 세포에 의존한다. 그러니까 수지상 세포가 어떤 기능을 가진 어떤 CD4 T 도움 세포들을 출동시켜야 하는지 명확하게 지시한다. 또한 병사들을 출동시킬 때는 대개 도움 세포들도 동시에 준비한다.

CD4 T 도움 세포와 CD8 T 세포는 공통점이 많다. 둘 다 흉선(가슴샘)에서 작업 수행에 적합한 상태로 만들어지고, HLA를 통해 지목된 적을 T 세포 수용체T-Cell Receptor, TCR로 인식한다. CD8 T 세포는 HLA-I 분자로 적을 인식하는 반면에 CD4 T 도움 세포는 HLA-II 분자로 적을 인식한다. 이는 작은 차이처럼 보이지만 사실 큰 차이다. HLA-I 분자와 달리 HLA-II 분자는 선별된 세포에서만 발견되기 때문이다. 이 세포들을 전문 항원 제시 세포라고 한다. 그게 주 업무이기에 〈전문〉이라는 수식어가 붙었다. 여기에는 수지상 세포 외에 대식 세포와 B 세포도 포함된다.

그 밖의 점에서도 CD8 T 세포와 CD4 T 도움 세포는 무척 다르다. CD8 T 세포는 부지런히 쫓아다니며 감염된 체세포들에게 자살을 지시한다면, CD4 T 도움 세포는 수지상 세포로부터 할당된 역할에 따라 다양한 가능성을 갖고 있다. 일례로 CD8 T 세포처럼 감염된 세포를 당연히 죽일 수도 있지만, 세포 독성을 맡은 CD4 세포는 거의 그러지 않는다. 오히려 이것들은 다른 면역 반응을 가능하게 한다. 예를 들어 우리에게 훌륭하고 강력한 항체가 필요하다면 CD4 T 소포 도움 세포는 림프절의 미니 공장에서 이를 조정하고, 염증을 일으켜야 할 필요가 있으면 Th17-CD4 도움 세포가 호중구와 식세포를 불러온다. 또한 퇴치해야 할 기생충이 있으면 Th9-CD4 도움 세포가 이를 조정한다. 이런 다양한 특성은 CD4 T 도움 세포가 다른 면역 세포에서 때때로 반대 반응을 불러일으키는 상이한 신호 물질을 방출하는 능력에서 비롯된다. 이런 작업은 주로 신호 물질인 사이토카인을 통해 수행된다. 여기서 숫자는 각각 주요 사이토카인을 의미한다. 예를 들어 Th17 세포는 인터류킨-17을, Th9 세포는 인터류킨-9을 갖고 있다는 뜻이다. CD4 T 도움 세포는 면역 세포들 사이의 중개자로서 면역 체계의 개별 영역을 조종하고 양성한다. 물론 그것들을 억제할 수도 있는데, 이는 조절 T 세포가 담당한다. 이것에 대해서는 곧 다루게 될 것이다.

관건은 적절한 양이다 — 조절 T 세포

조절 T 세포는 타고난 CD4 T 도움 세포이지만, 그 위상은 아주 특별하다. 그들은 평생 다른 면역 세포들에게 늘 자중하라고 경고를 보내도록 교육받는다. 우리 입장에서는 다행이다. CD8 및 CD4 T 세포는 이따금 목표를 넘어 과도하게 총질을 해대기 때문이다. 그러면 조절 T 세포가 말한다. 〈오버하지 마!〉 면역 체계는 너무 강하게 반응해서는 안 되는데, 그 대신 다양한 선택 가능성이 있다. 방어 세포의 성장 및 증식에 영향을 끼칠 수도 있고, 아니면 남아도는 T 세포를 아예 죽여 버릴 수도 있다. 요약하자면 조절 T 세포는 면역 반응의 강도를 조절한다. 가끔은 많은 것보다 적은 것이 더 낫다.

조절 T 세포가 없는 삶은 즐겁지 않다. T 세포가 없으면 면역 체계가 공격 화살을 자기 몸으로 향하게 하고, 자가 면역 질환을 불러일으키는 파국적인 결과로 이어지기 때문이다.

표적 대응 — 열쇠 자물쇠 원리

냄비마다 맞는 뚜껑이 있다는 속담은 면역 체계에도 해당되는데, 면역 체계에서는 〈열쇠 자물쇠 원리〉라 불린다. 이는 특이적 면역 반응에서 무척 중요하다. 침입자에 대한 비특이적 반응과 달리 면역 체계에서는 맹목적인 공격이 아니라 정확한 목표를 갖고 움직이는 표적 대응이 주를 이루기 때문이다. 이때 앞서 언급한 HLA 분자가 결정적인 역할을 한다. 이 흔적 추적자에 대해 들어 본 적이 있다면 아마 장기 이식과 관련해서일 것이다. 간단히 말해, HLA 분자는 면역 체계가 인체의 자체 세포와 외부 세포를 구별하도록 도와준다. 이것들은 조직 적합성 판별 시스템의 필수 구성 요소다. 타인의 세포를 비롯해서 바이러스, 박테리아, 곰팡이, 기생충은 신체에 이질적인 것이어서 잠재적으로 우리 몸과 양립할 수 없다.

T 세포의 탄생과 발달에 대해서는 나중에 자세히 설명하겠다. T 세포들은 처음엔 순진한 상태로 산다. 이 단계에서는 T 세포 라이브러리에 무해한 것으로 저장된 조직들이 그들 앞에 제시된다. 반대편에는 〈금지〉 딱지가 붙은 라이브러리 서가가 있는데, 여기에는 우리 몸에 존재하지 않는 온갖 구조들이 보관되어 있다. 네거티브 선택 과정에서 우리 몸은 이 카탈로그의 도움으로 무엇을 해야 하는지 신속하게 인지한다. 이런 패턴은 어디서 왔을까? 좋은 것은 냄비 속에, 나쁜 것은 자루 속으로! 이것이 특이적 방어다.

여기서 결정적인 역할을 하는 것이 HLA 분자다. 이것들은 개별적으로 특이하다. 앞서 기술한 대로 HLA 분자는 하나의 손이라 생각하면 된다. 감염된 세포, 수지상 세포 또는 대식 세포는 T 세포에게 손을 내밀며 방금 자신들이 본 것을 제시한다. 〈이것 좀 봐! 이런 게 지금 내 집에 있어. 위험한 것 같아.〉 자기만의 수용체가 있는 T 세포는 불안에 떠는 세포의 손에서 구조 신호를 인식하면 곧장 경보를 울린다. 이는 아주 정교한 시스템이다. 독특한 모양의 T 세포 수용체는 올바른 HLA 분자와 관련해서 병원체의 일부만 보고도 알아차리기 때문이다. 이로써 열쇠가 딱 맞는 자물쇠에 들어가듯 둘은 만나자마자 내밀한 관계가 된다. T 세포는 키스하듯 표적 세포에게 접근한다. 그러면서 다양한 수용체가 이리저리 신호를 보낸다. 이어 신호 물질의 교환이 일어나고, 결국에는 CD4 T 세포의 정보 처리 또는 CD8 T 세포의 죽음의 키스로 끝을 맺는다.

그런데 이런 일이 결코 일어나지 않을 가능성도 있다. 막 열여덟 살이 된 남자애가 친구를 만나기 위해 아버지 차를 끌고 인근 도시로 간다고 상상해 보자. 이어 술집을 전전하며 광란의 밤을 보낸다. 그리고는 충실한 아들답게 대중교통을 타고 집으로 돌아간다. 다음 날 아침, 숙취로 머리가 깨질 듯이 아프다. 아버지가 차를 어디다 두고 왔느냐고 묻자, 아들은 아무것도 기억하지 못한다. 거리도 술집도 기억나지 않는다. 심지어 어느 도시에 갔는지도 확실치 않다. 아버지는 어쩔 수 없이 열쇠를 들고 차를 찾아나선다. 어쩌면 운 좋게 차를 찾을 수도 있지만, 열쇠에 맞는 차를 다시는 찾지 못할 수도 있다. T 세포도 마찬가지다. 언젠가 자기 열쇠에 맞는 자물쇠를 찾아 임무를 완수할 수 있지만, 어쩌면 영원히 그러지 못할 수도 있다.

수지상 세포는 대개 우리처럼 손이 두 개만 있지만, 정말 상태가 좋으면 스무 개까지 가질 수도 있다. 이는 두 가지 종류로 나뉜다. 앞서 언급했듯이 HLA-I 손과 HLA-II 손이 있다. 전자는 여섯 가지 형태로 존재한다. 셋은 아버지에게서, 나머지 셋은 어머니에게서 물려받는다. 반면에 HLA-II 손에는 최대 열네 가지에 이르는 아종이 있는데, 그중 일부는 새로운 조합을 통해 생성된다. 이것들은 유전되는 과정에서 다시 새로운 형태로 조합된다. 그럼에도 한쪽은 아버지의 특성에서, 다른 한쪽은 어머니의 특성에서 온 것이다.

사람은 HLA 체계 면에서 거의 모두 자기만의 고유한 특성을 갖고 있다. 이를테면 HLA 지문이 있다고 할 정도로 말이다. 이런 다양성에는 진화적 이점이 있다. 단일 병원체로 인류 전체가 멸종되는 일이 벌어지지 않도록 개인마다 면역 체계가 조금씩 다른 것이다. 따라서 어떤 병원체에 대해 적절한 면역 반응을 갖고 있지 않은 사람은 그것에 감염되어 사망하더라도, 다른 누군가는 살아남는다. 이런 식으로 대자연은 인류의 생존을 최대한 보장한다.

게다가 자연은 다양성이 유지되도록 지원한다. 연구에 따르면 우리는 자신에게 맞는 파트너를 냄새로 선택하기도 한다. 예를 들어 운동으로 다져진 탄탄한 상체 근육에서 나는 들척지근한 땀 냄새가 누군가에게 매력적으로 느껴지는 것은 그런 냄새에 유독 민감하게 반응하는 우리의 면역 체계 때문이다. 그러니까 우리는 무의식적으로 자신과 다른 면역 프로필의 냄새가 나는 몸을 선택한다. 그 연구에서 연구자들은 피험자들이 얼굴이나 몸에 현혹되지 않도록 땀 샘플만 제공했는데, 결과는 분명했다. 우리는 후손의 생존에 유리한 유전자를 냄새로 감지해 낸다는 것이다.

어떤 경우에는 다양성이 결정적인 단점으로 작용하기도 한다. 자연은 우리에게 죽음을 선고했지만, 의학이 자연의 계획에 반기를 든 영역, 즉 장기 이식에서 말이다. 장기를 이식하려면 HLA 특성인 조직 인자가 최대한 일치해야 한다. 그렇지 않으면 이식된 HLA 분자가 침입자로 간주되어 면역계의 공격을 받는다. 기증된 신장이나 사망자의 심장은 그만큼 위험할 수 있다. HLA 특성이 일치하지 않는 장기는 내쳐진다. 이처럼 장기 이식 과정은 무척 복잡하다. HLA 분자의 구성이 비슷한 사람을 찾는 데 많은 노력이 필요하기 때문이다. 냄비와 뚜껑은 딱 맞아야 한다. 달리 말하자면 T 세포 수용체는 너무 특수해서 자신의 라이브러리에 〈내 것〉이라고 적힌 HLA 분자만 받아들인다.

항체 공장 — B 세포

이제 특이적 면역계의 다른 병기들로 넘어가자. 예방 접종 후 우리는 특정 병원체에 대한 항체가 생기길 기대한다. 이것들은 무수한 항체 미니 공장인 B 세포에서 만들어진다. 이때 〈B〉가 〈뼈 bone〉라는 단어에서 유래했다는 말은 여러 책에서 읽을 수 있다. 물론 B 세포가 골수에서 만들어지기 때문에 일면 일리가 있지만, 그렇다고 완전히 맞지는 않다.

오히려 다음 이야기가 한층 더 흥미롭다. 오하이오 주립 대학의 연구원 브루스 글릭은 수년 동안 닭을 연구해 왔다. 특히 닭

엉덩이 쪽의 작은 특수 기관 〈파브리치우스 주머니〉가 주 연구 대상이었다. 그는 파브리치우스 주머니가 어디에 쓰이는지 도무지 알 수가 없었다. 왜냐하면 닭 몇 마리에게서 그 주머니를 제거했는데 아무 일도 일어나지 않았기 때문이다. 그런데 한 면역학 동료가 자기 학생들에게 항체 형성을 시연해 주려고 그 닭들을 빌려 갔을 때 무릎을 치는 일이 발생했다. 닭들에게서 항체가 전혀 발달하지 않은 것이다.

이로써 글릭의 의문은 풀렸다. 파브리치우스 주머니는 B 세포를 만들고, B 세포는 항체 생산을 촉진한다는 것이다. 인간에게는 그 기관이 없기에 인체의 항체 생산과 관련된 비밀이 풀리기까지는 몇 년을 더 기다려야 했다.

면역 군단의 보병인 B 세포에게는 특정 적의 구조를 인식하고, 적을 자신에게 들러붙게 만드는 수용체가 있다. B 세포는 잠시 총알을 잘 정비한 뒤 새총 같은 모양의 총알, 즉 항체를 적에게 무더기로 발사한다. 조준 사격이 아니라 무차별 난사다. 따라서 몸속에서는 또 한 차례의 순찰이 이루어진다.

새총 또는 닌자 표창 ― 항체

전형적인 항체는 새총 또는 Y 자 모양으로 생겼는데, 자신이 담당하는 침입자를 상대적으로 좀 더 짧은 말단으로 포획한다. B 세포가 바로 그런 침입자에 대비해서 그런 항체를 만들었기 때문이다. 항체는 모양이 단순해 보여도 아주 다양한 방식으로 병원체에 대처한다. 일례로 병원체에 끈끈한 분비물을 뿌려 무력화시킨다. 그러면 병원체의 움직임은 둔해진다. 또한 항체는 여러 병원체를 한꺼번에 묶기도 하는데, 그 결과 병원체 덩어리가 생겨난다. 이어 소탕 명령이 떨어지면 덩어리는 즉각 제거된다.

항체가 하는 일은 더 많다. 예를 들어 비특이적 세포를 특이적 세포로 만들 수 있다. 이를 위해 긴 말단이 사용된다. 항체는 이 부분으로 개별 세포들(예컨대 호중구나 자연 킬러 세포)을 무장할 수 있다. 그런 다음 이 세포들을 병원체로 유도해서, 병원체를 무장 해제시킨다. 제법 똑똑하지 않은가?

IgG, 즉 면역 글로불린 G의 Y 자는 항체들 가운데 단연코 가장 일반적인 형태이지만, 흥미로운 구조의 또 다른 항체도 있다. 이들 모두에게 공통적으로 나타나는 기본 형태는 하나의 Y 자다. IgD, IgE, IgG가 이런 구조로 이루어져 있다. 반면에 IgA는 Y 자가 두 개다. 이것은 대부분 점막에서 발견된다. IgE는 주로 기생충을 표적으로 삼지만, 안타깝게도 알레르기 반응에도 관여한다. 가장 빨리 형성되는 항체 IgM은 다섯 개의 Y 자가 둥글게 배치된

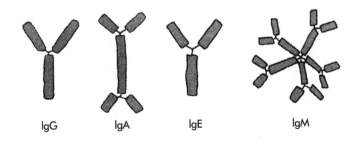

IgG   IgA   IgE   IgM

닌자 표창처럼 생겼다. 모든 종류의 항체는 면역 체계에서 저마다 특수 임무를 맡고 있는데, 그중 일부는 이 책에서 다시 만날 기회가 있을 것이다.

덧붙이자면, 항체 발견의 역사는 퍽 매력적이다. 시작은 에밀 폰 베링과 기타자토 시바사부로의 연구였는데, 그들은 동물에게 무서운 질병인 디프테리아에 도움이 되는 혈청을 발견한 뒤 인간에게도 사용 가능하도록 개량했다. 베링은 이 공로로 노벨 의학상을 받았을 뿐 아니라 역사에 〈어린이의 구원자〉로 기록되었다. 그는 이 혈청에 항체가 들어 있다는 사실도 모른 채 완치된 사람의 혈청을 어린 환자들에게 주사했고, 그로써 아이들을 치료할 수 있었다.

파울 에를리히는 한 걸음 더 나아갔다. 그의 주장은 이랬다. 세포에는 특정 병원체에 결합한 뒤 빠르게 증식해서 또 다른 방어 세포를 만드는 수용체가 있다. 특히 중요한 것은 체내에 소량의 항원만 들어가도 이런 반응이 일어난다는 사실이다. 20세기 초에는 체액 면역학과 세포 면역학의 대표자들이 항체가 어디서 형성되는지를 두고 논쟁을 벌였다. 오늘날 우리는 체액과 세포 모두에서 형성된다는 사실을 안다. 그러나 이 사실이 실험으로 증명되기까지는 수십 년이 걸렸다. 항체 연구는 면역계를 이해하는 데 도움이 되는 또 다른 퍼즐 조각을 찾아냈지만, 몇 가지는 여전히 수수께끼로 남아 있다.

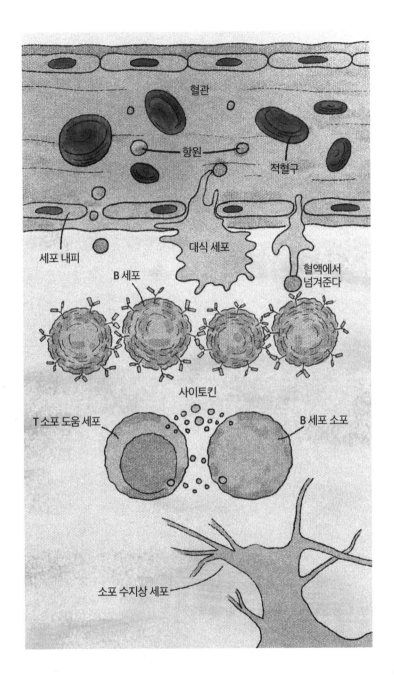

혈관

항원

적혈구

세포 내피

대식 세포

B 세포

혈액에서
넘겨준다

사이토킨

T 소포 도움 세포

B 세포 소포

소포 수지상 세포

B 세포에서 항체로

표창을 던지는 닌자는 무기의 모양에 신경 쓸 필요가 없다. B 세포도 그렇다. 그렇다면 이 세포는 특이적 고기능성 항체를 어떻게 만들어 낼까?

그건 복잡한 과정이다. 순진한 B 세포부터 시작해 보자. 여기서 순진하다는 것은 B 세포의 성격이 그렇다는 것이 아니라, 아직 활성화되지 않았다는 뜻이다. B 세포는 낯선 침입자의 구조를 인식하고 결합할 수 있는 자기만의 수용체B-Cell Receptor, BCR와 함께 유영한다. 이 상태에서는 특수 임무를 띠고 있지만 아직 그것을 수행하지 못하고 잠들어 있다. 그러다 언젠가 수용체가 활성화하면 즉각 행동에 나선다. 그러나 임무를 수행할 외래 구조를 만나지 못하면 평생 순진한 상태로 남는다. T 세포처럼 말이다. B 세포가 외래 구조와 결합하는 순간, 항체 생산 프로그램이 시작된다.

여기서 제일 먼저 만들어지는 것은 새로운 항체의 초안이라 할 수 있는 면역 글로불린 M, 즉 IgM이다. 앞서 언급한 다섯 개의 Y 자가 별 모양으로 연결된 IgM은 급성 감염이 발생할 때만 다량으로 발생한다. IgM이 IgG 항체가 되려면 다시 개량 작업이 이루어져야 한다. 이 작업에는 림프절, 정확히 말해 림프 소포에서의 복잡한 과정이 필요하다. 림프 소포는 B 세포의 아지트다. 여기엔 B 세포들을 방해하고 민감한 상황에서는 다짜고짜 일부를 죽일 수 있는 CD8 T 세포도 없고, 또 갑자기 병원체를 격리시키는 호중구도 없다. 오직 최고의 항체를 만들기 위해 곳곳에서 애쓰는 B 세포가 있을 뿐이다. 아니, 거의 그렇다는 말이다. 여기엔 CD4 도움 세포도 일부 산발적으로 빠르게 움직이고 있다. 정확히 말하자면 T 소포 도움 세포들이다. 여기서 이들은 장군의 신분으로, 완벽한 항체가 실제로 만들어지고 아무도 실수하지 않게 통제한다. 또한 항체 생성을 감시하고 조종하는 수지상 세포도 몇몇 림프 소포에 주둔한다.

여기서 인체만의 아주 독특한 일이 일어난다. 의도적 돌연변이의 생성이 그것이다. 평소 우리 몸은 세포의 유전 정보 복사에 편차가 생기지 않도록 꼼꼼히 확인한다. 그렇지 않으면 암 발생 위험이 생긴다. 그런데 항체 형성 과정에서는 돌연변이가 심지어 강제로 생성되기도 한다. 항체는 성공적인 결합을 위해 증식 주기 때마다 더욱 다듬어지고 개량된다. 그 과정에서 수백 가지 버전이 생겨나고, 가장 훌륭한 버전만 살아남는다.

새 버전이 탄생하면 모든 관계자가 그의 결합 능력을 살펴본다. 결합 능력이 한층 더 개선될 수 있을까? 만약 그렇지 않은 것으로 판명 나면, 더는 사용할 수 없게 된 항체 자손은 사랑의 박탈이라는 벌을 받고 결국 사멸한다. 앞으로도 계속 필요하다는 신호를 받지 못하기 때문이다.

이상적인 IgG 항체는 더욱 예리하게 벼려지고, 감염 과정에서 점점 개선된다. 이 과정을 〈체세포 돌연변이〉라고 한다. 에이즈 같은 장기 감염에서는 결합 항체의 유전자가 최대 50퍼센트까지

수정될 수 있다. 항체라는 무기의 지속적인 개량이자 업그레이드다.

그런데 B 세포도 계속 발달한다. 최상의 B 세포는 형질 세포로 변신하도록 자극받는다. 이 커다란 세포들은 단기간에 상당량의 적절한 항체를 생산할 수 있다. 그중 일부는 기억 세포가 된다. 우리 몸의 미래를 위해 좋은 항체 만드는 법을 보관해 두는 세포다. B 세포는 항원이 없어질 때까지 계속 팽창하고 증식한다. 따라서 감염이 심하면 그에 맞춰 림프절이 상당히 커지는 현상도 결코 이상하지 않다. 협심증으로 인해 목이 붓거나, 다리 상처에 염증이 생겼을 때 사타구니가 아픈 경우가 그 예이다. 이는 통증을 수반하지만, 면역계가 제대로 작동하고 있다는 명백한 신호다.

항체 생산 및 효과를 체액성humoral 면역 반응이라고도 한다. 면역 반응이 웃겨서humor 붙여진 이름이 아니라, 라틴어의 액체 [h]umor라는 단어 때문에 붙여진 이름이다. 결국 항체는 조직액 속에 있다. 히포크라테스의 4체액설은 현대에도 여전히 어느 정도 영향을 끼치고 있다. 이 그리스 의사는 병이 인체의 네 가지 필수 요소인 혈액, 점액, 황담즙, 흑담즙의 불균형에서 생긴다고 여겼다. 물론 현대 과학에서는 4체액설을 믿지 않는다. 몸을 보호하기 위해 협력하는, 섬세하게 잘 조율된 면역 세포 시스템을 믿는다.

죽이기 위해 태어난 자연 킬러 세포

이미 이름에서부터 병원체에게 공포의 대상이다. 후천성 면역 체계의 세포들이 아직 성숙과 교육 단계에 있는 동안에도 자연 킬러 세포는 공격에 나선다. 이들은 선천성 면역 체계와 후천성 면역 체계를 연결시킨다.

자연 킬러 세포Natural Killer Cell는 NK 세포로도 불린다. 이들은 말 그대로 죽이기 위해 존재한다. 간과 비장 사이의 어둠 속에서는 절대 만나고 싶지 않은 세포다. NK 세포는 수지상 세포의 명령을 받지 않는다. 누구를 공격해야 할지 복잡하게 배우지도 않는다. 그들은 무고한 체세포를 습격한 바이러스에 대한 첫 번째 방어선이다. 그 방식은 아주 간단하다. NK 세포는 체세포들이 운동선수처럼 하이 파이브를 하려고 손을 내미는 순간에, 세포 표면에서 HLA 분자를 인식한다. 만일 체세포들이 손을 내밀지 않거나, 킬러 세포의 예상보다 하이 파이브를 할 준비가 된 분자의 수가 적으면 의심을 품는다. 인사를 하지 않는 것은 숨길 것이 있다는 뜻이기 때문이다. 게다가 일부 바이러스가 세포들의 수용체 기능을 떨어뜨려 그런 일이 생기기도 한다. 킬러 세포는 이런 현상을 발견하면 즉각 제거 작업에 나선다. 세포 자체를 희생양으로 삼아 바이러스를 파괴하는 것이다.

그런데 HLA 분자가 없을 때뿐 아니라, 예를 들어 외부 바이러스의 일부가 세포 표면에 나타나는 경우도 그 세포는 즉시 살해당한다. NK 세포의 살해 기술은 경악스러운 죽음의 키스라고 할 수 있다. 일단 두 입술로 의심 세포를 단단히 감싼 다음 막에 구멍을 낸다. 그로써 해당 세포는 자신에게 무슨 일이 일어나고 있는지 알아차리기도 전에 죽음을 맞는다. 킬러 세포가 미세한 구멍으로 죽음의 분자를 불어 넣기 때문이다. 체세포는 약간 경련을 일으키지만 그것으로 끝이다. 세포는 죽고, 아울러 그 세포 안에 있을 수도 있는 바이러스도 죽는다. 건강한 세포의 이 외로운 복수자는 혼자서 일할 때가 많지만, 앞으로 보게 될 다른 면역 세포들과 합동 작전을 펼치기도 한다.

NK 세포는 면역 연구자들이 총애하는 대상이다. 하이브리드적 성격으로 인해 인체의 복잡한 면역 반응을 이해하는 열쇠가 되기 때문이다. NK 세포는 어떤 패턴이 우리 것인지 남의 것인지 판단할 줄 안다. 물론 정밀한 열쇠 자물쇠 원리에 따라 작동하지는 않는다. 그런 면에서 NK 세포는 선천성 면역 체계의 성격을 띤다. 하지만 다른 한편으로는 B 세포 및 T 세포와 마찬가지로 특정 침입자를 겨냥한 수용체를 가질 수 있고, 후천성 면역 체계의 다른 구성 요소들처럼 면역 기억을 발달시키기도 한다. 다만 후천성 면역 세포와는 달리 병원체에 대한 기억에도 불구하고 특정 침입자에만 특화되어 있지 않고, 평생 보편적 방위군으로 활동한다.

그 이유를 정확히 알 수는 없다. 다만 몇 가지 이론 중 하나인 〈자기 상실 가설〉에 따르면 NK 세포는 단순히 파괴하는 임무만 있는 것이 아니라 보호하는 임무도 있다고 한다. NK 세포는 늘

장전된 총으로 즉시 발포할 준비를 하면서 돌아다니는 굉장히 적극적인 군인이다. 미리 약속한 암호를 대지 못하는 것들은 모조리 쏘아 버린다. 이때 암호는 거의 모든 체세포에 있는 분자를 가리킨다. 만일 이 분자가 세포 감염으로 수가 적어지거나 병원체의 펩티드로 가려지면 NK 세포는 이를 봐줄 이유가 없다. CD8 T 세포가 그러듯이, 그 불행한 세포에게 자살을 강력히 촉구한다. 게다가 NK 세포는 여러 항체를 통해 활성화되기도 하는데, 이는 양쪽 모두에게 득이 되는 일이다. 항체 입장에서는 자신에게 맞는 항원을 발견해서 결합할 수 있기 때문이다. 물론 항체는 그것을 직접 죽이지는 못한다. 다만 NK 세포를 불러 사정거리 안으로 이동시키겠다고 약속한다. 반면에 NK 세포는 항체를 최상의 사격 자세를 잡기 위한 보조 팔로 사용한다. 완벽한 암살이다.

전투에 이기다

몸속으로 세균이 침투했다고 가정해 보자. 그러면 지금까지 언급한 면역 체계의 거의 모든 세포가 활성화된다. 어떤 건 많이, 어떤 건 적게! 대식 세포와 단핵구, 호중구는 즉시 전장으로 달려간다. 전장에 도착하면 병원체를 포위하고, DNA로 포획하고, 잡아먹고, 봉쇄하고, 죽인다. 또한 경보를 울리고, 신호 물질을 보내고, 체온을 올린다. 수지상 세포도 병원체의 일부를 잡고 경보를 울리지만, 주로 병원체를 조각조각 분해해서 손, 즉 HLA-I 및 HLA-II를 통해 여러 곳의 CD4 T 세포와 CD8 T 세포, B 세포에게 제시한다. 그러면 주로 B 세포와 CD4 T 세포가 최상의 항체 반응을 형성하기 위해 활성화하고, 이 항체는 병원체를 무장 해 제시키는 동시에 더 많은 면역 세포를 동원한다.

CD8 T 세포는 상대적으로 덜 적극적이다. 대개 바이러스와 싸우는 일에 주력한다. 전투 다음 날 아침에는 세포와 조직 파편 이 곳곳에 흩어져 있다. 면역 체계가 승리를 거둔 것이다. 하지만 조직은 여전히 발갛게 부어 있고, 뜨겁고, 미세 구멍은 열려 있다. 전장에는 시체가 산더미처럼 쌓여 있다. 죽은 세균 사이에 죽은 면역 세포도 한가득이다. 일부 침략자는 포위되었고, 다른 일부 는 죽은 호중구 그물에 갇혀 있다. 호중구와 단핵구는 도살장 주 변에 울타리를 쳐서 아직 살아 있을지도 모르는 병원체의 탈출을 막고, 그렇게 울타리 안에 갇힌 것은 모조리 절멸된다. 대식 세포 가 돌아다니며 죽은 찌꺼기를 먹어 치운다. 병원체와 결합하지 않은 항체는 여전히 표적을 찾아 헤맨다.

그리고 서서히 평온이 찾아온다. 너무 많이 만들어진 항체는 간에서 점차적으로 분해되고 일부 항체만 보존된다. 아직 쓰임새 가 있을지 누가 알겠는가! 문제의 침입자는 여전히 몸 어딘가에 숨어 있을 수 있다. 아직 살아 있는 호중구와 자연 킬러 세포, 단 핵구는 다시 몸 전체로 흩어진다. 더는 전장에 필요하지 않기 때 문이다. 이들은 늘 하던 대로 새로 감염된 곳을 찾아 조직 주변을 얼쩡거린다. 어쩌면 이 기동 타격대를 시급하게 필요로 하는 곳 이 있을지 모른다. CD8 T 킬러 세포와 CD4 T 도움 세포, B 세포도 자기 역할을 다했다. 특정 구조를 지닌 병원체에 대응하는 것이 그들 삶의 유일한 목적이다. 전투 과정에서 그들은 엄청난 수준으로 증식했다. 인해 전술로 병원체를 저지하기 위해서다. 하지만 이제는 너무 많다. 제비뽑기로 살아남을 자를 선택해야 한다. 나머지는 대부분 자살을 택할 수밖에 없다. 용케 죽음을 면제받은 소수는 장기 기억을 위해 남겨 둔다. 적의 정확한 구조와 완벽한 항체 반응을 기억해서, 다음 전투에 철저히 대비하기 위해서다. 다음에는 조금 더 빨리 대응할 수 있기를 기대하면서!

이런 일은 자주 발생한다. 대기 시간은 없다. 동일한 적이 다시 침입하면 면역 체계는 즉각 격퇴에 나선다. 우리가 알아차리지 못하는 사이에 일어나는 일이다. 감염이 퇴치되었는지는 기껏해야 항체의 양으로만 알 수 있다. 우리는 대개 열이나 염증도 없고 아프다는 느낌을 받지도 않는다. 몸속에서 순식간에 전투가 끝나 버린 것이다.

물론 안타깝게도 항상 그렇지는 않다. 이유는 정확히 알 수 없는데, 이처럼 면역계의 풀리지 않는 수수께끼는 여전히 많다. 면역 세포의 기억력은 언제 생기고, 언제 생기지 않는 것일까? 일부 백신은 왜 평생 면역이 되는 반면에 다른 백신은 일정 시기 동안만 인간을 보호할까? 예방 접종은 어째서 어떤 때는 그전의 감염만큼이나 면역력을 강화하지만, 어떤 때는 그렇지 않을까? 면역학은 놀라운 발전을 이루었다. 그럼에도 면역 체계의 신비를 완전히 풀려면 아직 해야 할 일이 많다.

3장
면역 체계의 장소들

면역 체계는 우리 몸에서 가장 복잡한 네트워크 중 하나다. 네트워크이기 때문에 면역계가 자리하는 특정 장소가 없다는 사실은 놀랍지 않다. 집은 어디에나 있고, 어디에도 없다. 필요하면 온몸이 전장이 된다. 물론 그런 면역 체계에도 특히 활성화하는 영역은 있다.

필터 시스템: 림프

림프계는 면역 체계의 다른 어떤 부분보다 비밀스러운 삶을 꾸려간다. 우리는 기껏해야 림프절이 특정 질병으로 부어올라야 그 존재를 알아차린다. 그럼에도 전체 시스템은 늘 매혹을 불러일으킨다. 아마 정확히 파악하기 어렵기 때문인 듯하다. 토마스 만조차 소설 『마의 산』에서 림프계를 〈몸의 운영에서 가장 고상하고 내밀하고 섬세한 부분〉이라고 묘사했다.

림프는 그리스 신화에 나오는 물의 요정 림파에서 따온 이름인데, 림파는 원래 〈맑고 투명하다〉는 뜻이다. 오해의 소지가 있는 이 명칭은 혈관 속의 검붉은 혈액과 비교해야만 이해가 된다. 사실 림프는 몸 전체에서 발견되는 유백색 액체다. 예를 들면 고무나무의 먼지를 털다가 실수로 가지가 부러지면 흘러나오는 유백색 수액과 비슷하다. 림프는 혈류에서 신체 조직으로 들어가는 물, 산소, 단백질, 기타 영양소 외에 상당수의 면역 세포로 이루어져 있다. 그런데 병원체도 림프를 타고 운반된다. 미세 림프관은 결합을 통해 좀 더 굵은 림프관을 만들고, 잠시 림프동(洞)에 머물다가 몸 전체에 분포된 수백 개의 림프절에 이른다. 여기서 흉부 림프관을 지나 쇄골하 정맥으로 들어가고, 이런 식으로 다시 혈류로 돌아간다.

림프절은 몸 곳곳에 있다. 보통 한 사람당 약 6백 개가 발견되며, 주로 다른 부위의 림프가 합류하는 곳에 전략적으로 배치된다. 예를 들어 머리와 팔의 림프가 모이는 림프절은 목에 있고, 양쪽 다리에서 올라오는 림프를 받아들이는 림프절은 사타구니에 있다. 또한 병원체의 침입이 용이한 곳에는 특히 조밀하게 배치된다. 예컨대 구강이나 폐 같은 부분이다. 이곳의 림프절은 모든 병원체를 최대한 즉시 걸러 내는 필터 역할을 한다.

림프절은 콩알처럼 생겼다. 림프절의 한쪽 면에는 여러 개의 림프관이 연결되어 있고, 반대쪽 면으로는 하나로 묶인 큰 림프관이 다시 나온다. 림프에 대한 엄격한 품질 관리는 림프절 입구

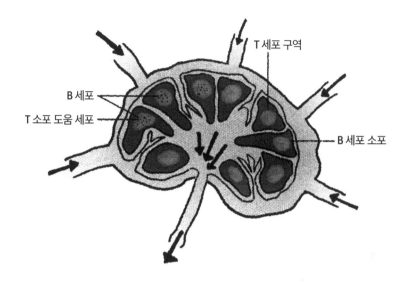

T 세포 구역

B 세포

T 소포 도움 세포

B 세포 소포

에서부터 시작된다. 여기 바깥에는 오직 수지상 세포와 대식 세
포만 있다. 이것들은 조금이라도 의심스럽게 보이는 것이라면 모
두 걸러 낸다. 림프절 내부에서는 B 세포와 T 세포가 깔끔하게 분
리된 채 신입 림프들을 기다린다. B 세포는 B 세포 소포라는 작은
주머니 안에 모여 있고, 그 주위에는 T 세포가 자기만의 T 세포
영역을 구축하고 있다. 앞서 언급한 것처럼 B 세포 소포에는 도
움 세포가 일부 존재한다. 바로 항체 반응에 특화된 CD4 장군들
이다.

　면역계의 다른 많은 장소도 림프계와 관련이 있다. 혈관계, 골
수 및 흉선, 비장 같은 곳이다. 지금부터 차근차근 살펴보자.

면역 군단의 통로: 혈액

혈액이 없으면 면역 체계는 낭패를 본다. 두 가지 측면에서 그렇다. 첫 번째 이유는 바로 이해가 간다. 인체에는 그만큼 광범한 운송 시스템이 없기 때문이다. 혈액은 정맥과 동맥, 모세 혈관을 통해 우리 몸 구석구석까지 신속하게 도달하는데, 면역 체계에 중요한 모든 성분도 혈액을 타고 함께 움직인다. 그 말은 곧, 조직과 많은 기관에서 정착 생활을 하는 대식 세포와 몇몇 수지상 세포를 제외하고는 모든 면역 세포가 혈액 속에서도 발견된다는 뜻이다. 물론 이 면역 세포들은 우리 체액의 극히 일부일 뿐이다. 현미경으로 보면, 1밀리리터의 혈액 속에는 산소를 운반하는 약 50억 개의 적혈구와 혈액 응고를 담당하는 1억 5천만~3억 개의 혈소판, 그리고 B 세포와 T 세포, 일부 단핵구까지 포함해서 면역 기능을 담당하는 4백만~8백만 개의 백혈구가 있다. 평상시에는 모든 것을 통제하기에 충분한 병력이다. 물론 필요시에는 면역군을 더 충원할 수도 있다. 혈액 속에 백혈구가 증가한다는 이야기를 들어 본 적이 있을 텐데, 이는 감염 시에 일어나는 전형적인 현상이다.

말이 나온 김에 감염에 대해 이야기해 보자. 우리는 혈관계를 통해 면역 세포가 공급되지 않는 부위, 예를 들어 연골이나 눈의 홍채 같은 곳들의 감염을 특히 두려워한다. 여기서 우리 몸은 일종의 타협을 한다. 연골은 높은 압력을 상시적으로 견뎌야 하는데, 이건 혈관에 그다지 좋지 않은 일이다. 또한 홍채는 사물을 볼 수 있도록 하는데, 붉은 혈관선이 시야를 제한하면 그 기능에 좋지 않다. 다른 좋은 기능이 있다고 해서 이런 곳들에까지 방어 세포를 운반하는 것은 문제가 될 수 있다. 일례로 관절 수술 중에 연골로 병원체가 유입되는 것은 무서운 합병증 중 하나다.

혈관계 자체의 감염도 굉장히 위험하다. 이런 혈액 중독, 즉 패혈증은 드물지 않고, 일반적인 임상 과정에서 우려를 자아내는 합병증이다. 몇 시간 내에 사망에 이르게 할 수도 있기 때문이다. 병원체(대부분 박테리아)는 혈류를 따라 몸 전체로 흩어져 곳곳에 작은 아지트를 만들어 놓을 뿐 아니라 온몸에 급속한 염증 반응을 일으키고, 혈액 응고를 강화시켜 혈전증을 유발할 수 있다. 또한 혈액 순환을 악화시키고, 혈관의 투과성을 높이고, 개별 기관을 빠르게 망가뜨린다. 혈액 중독은 절개한 피부를 깨끗이 관리하지 않아 염증이 생겼을 때 발생할 수 있다. 일부 기생충도 패혈증을 유발한다. 예를 들어 말라리아가 그렇다. 이 질병에 대해서는 나중에 언급할 기회가 있을 것이다.

혈액은 운반 기능 외에 면역 세포가 온몸의 광범한 영역과 소통하는 통로 역할도 한다. 수지상 세포와 대식 세포, 호중구는 세이렌의 아름다운 노랫소리 같은 매력적인 화학 물질로 혈액의 방어 세포를 끌어들인다. 방어 세포는 유인 물질을 따라 혈관 벽을 통과해 조직으로 들어가거나, 때로는 조직 내에 주둔하는 면역군을 지원하기 위해 좀 더 강하게 당겨지기도 한다.

면역군이 최전선을 지키는 중앙 기반 시설 외에 혈액에는 보

체계도 존재한다. 현재의 연구에 따르면 이 용어에는 오해의 소지가 있다. 왜냐하면 보체계는 결코 보완적 방어 체계가 아니라 선천성 면역 체계에 속하기 때문이다. 그러나 면역학의 선구자로서 1890년에 처음 이 용어를 도입한 파울 에를리히는 이 사실을 알지 못했고, 항체가 혈청 속의 항체와 보체를 모두 인식할 거라고 생각했다. 이건 딱히 틀린 말은 아니지만 너무 단순한 생각이었다.

앞서 우리는 혈액의 세포 성분에 대해 이야기했다. 그런데 혈장, 즉 혈청(물, 단백질, 호르몬, 면역 글로불린)과 응고 인자의 혼합물 속에는 세포 성분들 말고도 보체계의 요소들이 떠돌아다닌다. 서른 가지의 상이한 단백질과 효소의 기능을 한마디로 정리하자면 이렇다. 〈알람 모드에서 신호 연쇄 작용을 불러일으켜 박테리아와 일부 기생충, 곰팡이를 무력화시킨다.〉 첫 번째 도움 효소 C1은 병원체와 결합한 항체에 결합하고, 또 다른 효소들을 끌어들인다. 이 효소들은 서서히 복합적 공격체로서 병원체의 표면을 덮는다. 영화 「매트릭스」를 아는 사람이라면 드론 떼를 기억할 텐데, 이 역시 그런 모습을 떠올리면 이해할 수 있다. 병원체를 향한 효소들의 돌격은 식세포가 멀리서부터 적을 알아보고, 자기 일을 할 수 있도록 돕는다. 하지만 때로는 효소 스스로 활성화되어 병원체의 세포벽에 구멍을 뚫고 들어가 병원체를 폭발시키기도 한다.

세포의 출생지: 골수

골수는 면역 체계의 원천과 비슷하다. 여기서 많은 구성 요소가 만들어지거나, 아니면 최소한 일부만이라도 사전 제작된다. 이를 위해 최상의 조건을 갖춘 것이 골수, 엄밀히 말해 적색 골수다. 이것은 인체 곳곳에 분포되어 있다. 정확히 말하자면 모든 긴뼈를 비롯해서 평평한 뼈에도 일부 존재한다. 골수는 뼈 내부 깊숙한 곳에 있는데, 바깥에는 뼈의 안정성을 높이는 단단한 층이 있고 그 밑에는 완충 작용을 담당하는 부드러운 지방 조직층이 있다. 이처럼 골수는 조용한 골방에 은거하며 수많은 세포를 탄생시킨다. 적혈구를 가장 많이 만들고, 다음으로는 면역 체계에 없어서는 안 될 많은 종류의 세포를 만든다.

적색 골수는 어릴 땐 모든 뼈에 분포하지만, 성인이 되면 몇몇 뼈에만 집중되고 특히 긴뼈에는 남아 있지 않다. 이상한 일이 아니다. 출산 병동의 규모는 수요에 맞게 조정되기 마련이다. 나이가 들어 성장할 필요가 없으면 규모는 작아질 수밖에 없다. 하지만 모든 인간의 공통점이 있다. 바로 골수에 여전히 분화되지 않은 채 필요에 따라 이런저런 것이 될 수 있는 세포들이 존재한다는 사실이다. 우리는 이것들을 능력이 많다는 뜻에서 〈다능성 세포〉라고 부른다. 그의 또 다른 이름은 줄기세포다. 아마 많은 사람이 이것을 암 치료와 관련해서 알고 있을 텐데, 가끔 줄기세포 기증자로 등록해 달라는 요청을 받기도 한다.

세포는 한 그루의 사과나무로 상상할 수 있다. 사과나무에는 나무 자체를 지탱하는 공통의 줄기에 많은 잔가지와 나뭇잎, 사과가 열린 굵은 가지가 달려 있다. 이렇게 자잘하게 분화된 것들은 모두 한 나무에 속하지만 용도는 제각각이다. 마찬가지로 골수의 줄기세포 역시 림프계의 림프 세포나 혈액계의 척수 세포가 될 수 있다. 그중에는 당연히 면역 체계의 다양한 구성 요소도 포함된다. 일부는 골수에서 이미 기성품으로 제작된다. 항체를 생산하는 B 림프구처럼 말이다. 다른 것들은 일부만 만들어진 상태로 혈액이나 흉선 또는 비장으로 보내져 거기서 최종적으로 제작된다. 예컨대 대식 세포가 그렇다. 모든 과정은 굉장히 복잡해 보이지만, 자세히 들여다보면 그렇게 단순화할 수 있다. 우리는 핵심만 아는 것으로 충분하다. 줄기세포는 지금껏 언급된 모든 세포가 될 수 있다. 이것은 진정한 기적인데, 줄기세포로 암 치료 및 연구에 필요한 물질을 만들 수 있다는 말이다.

이처럼 다양한 면역 세포의 형성 과정은 우리 몸에서 매일 수천 번 일어난다. 다만 세포의 생산 활동이 특히 촉진되는 두 가지 상황이 있다. 면역 체계에 비상이 걸려 재빨리 면역 세포들을 만들어 내야 할 때나, 아니면 부상을 입거나 헌혈을 했을 때처럼 몸속에 피가 갑자기 빠져나가 신속한 행동이 요구될 때다.

골딜록스와 곰 세 마리: T 세포 학교

혹시 〈스위트브레드〉를 먹어 본 적이 있는가? 당연히 많은 사람이 맛보지는 않았을 것이다. 스위트브레드는 송아지의 부드러운 흉선으로 만든 음식이다. 그러나 먹어 본 사람이라면 흉선을 알 것이다. T 세포 학교가 있는 곳이다. 다시 말해 어린 세포를 CD4 또는 CD8 T 세포로 양성시키는 곳이다. 단, 그리되려면 졸업 시험을 통과해야 한다. 교육 과정은 무척이나 엄격하다. 까놓고 말해서, 이 과정을 통과하지 못한 채 죽음으로 끝나는 경우가 대부분이다.

인간의 의무 교육은 대체로 청소년기에 끝난다. 흉골 뒤에 대략 계란 크기의 흉선에서 실시되는 T 세포의 교육 과정도 이와 다르지 않다. 이 기관은 늦어도 사춘기 시절부터 서서히 문을 닫는데, 그 이유는 더 이상 필요하지 않기 때문이다. 하지만 그때까지는 생존에 필수적이다. 인간은 흉선 없이는 제대로 된 면역 체계를 구축할 수 없다. 양성 과정에 문제가 생기면 심대한 결과를 초래할 수도 있다.

흉선에서 일어나는 일은 다음과 같다. T 세포 후보생들이 골수에서 흉선에 도착한다. 이들은 CD4 세포, 조절 T 세포, CD8 T 세포 등등 무엇이든 될 수 있다. 후보생들은 일단 흉선에서 교육을 받고 적합성 심사를 거친 다음에, 보존되거나 전환되거나 사멸될지가 결정된다. 이것은 정말 매혹적인 과정이다. 우리 몸이 스스로 알아서 모든 외부 침입자의 구조를 인식할 수 있는 방어 세포들의 거대한 병기창을 미리 준비하기 때문이다. 거기다 T 세포에서는 서로 다른 유전자들이 계속 새롭게 조합된다. 이렇게 해서

한 번 보고 모든 것을 바로 알아차릴 수 있는 수십억 개의 상이한 세포가 탄생한다.

이것은 단지 시작일 뿐이다. 이 시스템은 두 번째 단계에서 부적절한 모든 세포를 가려냄으로써 최적화된다. 1학년은 이른바 양성 선택을 받은 세포들로 구성된다. 앞서 T세포가 손, 다시 말해 HLA를 통해 병원체를 인식한다고 언급했다. 그러니까 병원체의 손과 악수할 수 있는 T세포(CD4 또는 CD8 T 세포)만 양성 선택을 받아 계속 올라간다. 이것이 의미하는 바는 분명하다. 그들에게 제시된 것을 인식할 능력이 있는 생도만 진급할 수 있다는 말이다.

2학년 과정에서는 음성 선택이 이루어진다. 이는 면역 체계의 가장 큰 기적 중 하나다. 흉선에는 작은 효소인 AIRE가 있다. 우리 몸속 기관의 모든 구조를 이를테면 미니어처 형태로 복제하는 효소다. 이렇게 복제된 기관들은 빠른 경로로 T 세포에 제시된다. 이건 눈이고, 이건 비장이고, 이건 손톱이고, 이건 귀고, 하는 식이다.

그런데 여기에 함정이 있다. 흉선 교사들은 T 세포 학생들이 우리 몸의 구조에 반응하는 것을 원치 않는다. 만일 한 학생이 눈을 반짝이며 그것을 향해 득달같이 달려들면 곧 벌이 내려진다. 자기편도 구분하지 못하는 면역 세포는 우리 몸에 필요 없기 때문이다. 이런 학생들은 제거된다. 아니, 정확히 말하면 자살이 종용된다. 결국 다른 세포와의 악수를 마스터하고, 우리 몸에 자연스럽게 존재하는 것을 구별할 줄 아는 학생만 졸업이 가능하다.

따라서 흉선 학교의 이상적인 졸업생은 다음과 같다. 목표 의식이 뚜렷하고 주의력이 뛰어나며 작전 수행 능력이 우수하지만, 덮어놓고 모든 것을 향해 달려들지는 않는 학생이다. 물론 여기에 한 가지 예외가 있다. 손가락을 움찔하며 손을 들려고 하지만 확신이 서지 않아 손을 들지 못하는 학생이다. 흉선 교사들은 이런 학생들에게 아주 특별한 역할을 맡긴다. 바로 조절 T 세포의 이야기다. 이들은 면역 반응이 필요할 때는 강력하게 경보를 울리지만, 면역계의 반응을 약화시켜야 할 때는 브레이크를 밟는다.

영어권에는 이와 관련된 전문 개념이 있다. 두 극단 사이의 올바른 중간 상태를 가리키는 〈골딜록스 원칙〉이 그것이다. 이는 오래된 동화 『골딜록스와 곰 세 마리』에서 비롯되었다. 동화의 내용은 이렇다. 금발 소녀 골딜록스는 숲에서 길을 잃고 한 오두막을 발견한다. 곰 세 마리가 사는 곳이었는데, 마침 집에 아무도 없다. 식탁에는 수프 세 그릇이 차려져 있다. 첫 번째 수프는 차갑고, 두 번째는 뜨겁고, 세 번째는 따뜻하다. 골딜록스는 너무 뜨겁지도 않고 너무 차갑지도 않은 이상적인 수프를 선택한다.

우리 몸이 조절 세포를 보유하는 것이 얼마나 중요한지는 특히 영악한 병원체를 보면 알 수 있다. 몸의 조직과 놀랄 정도로 닮게 위장하는 바이러스와 박테리아가 그 예다. 이들은 우리 몸이 자신들을 즉각적으로 인지하지 못하도록 위장한다. 인간과 병원체의 공진화 과정에서 수천 년에 걸쳐 발전해 온 전략이다. 이에 대한 잘 알려진 보기가 연쇄상 구균이다. 이들은 다양한 유형이 있는데, 대부분은 건강한 사람을 병들게 하지 않는다. 다만 몇몇 연쇄상 구균은 일부 구조에서 우리 몸과 너무 닮아서 적절한 면역 반응이 일어나지 못하게 한다. 이들의 구조를 즉시 인식해야 할 면역 세포는 흉선 학교에서 선별된다. 그래서 몸은 그들에 대해 능숙하게 면역 반응을 형성해야 하는 동시에 그 반응이 우리 자신에게로 향하지 않도록 조심해야 한다. 이것을 조절하는 역할을 바로 조절 T세포가 한다.

여과 장치: 비장

우리 몸의 왼쪽 마지막 흉곽 바로 아래에는 비장이 있다. 비장은 주먹만 한 크기이며, 면역 체계에 엄청나게 중요하고 혈액이 풍부한 기관이다. 몸속 어딘가에서 감염이 발생하면 이 거대한 필터는 강하게 부풀어 오르면서 결함이 있는 세포를 걸러 내는 역할을 한다. 이 목적을 위해 큰 혈관들이 비장을 통과한다. 비장의 혈액은 다양한 면역 세포가 뒤섞여 있는 방어 복합체를 만난다. 비장은 단핵구의 주요 저장고이고, 의심되는 병원체를 식별하고 분해하기 위해 B림프구, T림프구, 대식 세포와 긴밀한 네트워크를 형성한다. 이 작업은 비장의 두 영역, 즉 백색 수질과 적색 수질에서 진행된다. 백색 수질은 림프절과 같은 구조로 이루어져 있다. 면역 반응을 일으켜야 할지 결정을 내리는 곳도 바로 여기다. 적색 수질에는 대식 세포가 주둔하고 있는데, 이들은 위험 딱지가 붙어 있거나 패턴 인식을 통해 눈에 띄거나, 아니면 이미 분해되고 있는 모든 것을 잡아먹는다.

걸러진 세포는 대부분 혈액 내에서 죽은 혈구들이다. 이는 몸의 부담을 줄여 주지만, 어떤 경우에는 문제가 될 수도 있다. 예를 들어 말라리아에 감염되었을 때에는 죽은 적혈구를 너무 많이 걸러 내는 바람에 비장의 필터가 막힐 수 있다. 또한 선열(감염성 단핵구증)을 일으키는 엡스타인바 바이러스에 감염되면 B 세포가 너무 많이 증식해서 비장이 위험할 정도로 부풀어 오르기도 한다. 그런 경우에는 드물지만 비장이 파열되고 생명이 위험해질 수도 있다. 그 밖에 자전거를 타다가 사고가 발생했을 때 핸들에 부딪혀 비장이 파열될 수도 있을 것이다. 그럼 서둘러 조치해야 한다. 과다 출혈의 위험이 있기 때문이다. 꼭지까지 내용물이 가득 찬 기관은 꿰맬 수가 없어 떼어 내야 한다. 사람은 비장 없이도 살 수 있다. 하지만 평생 세균 및 곰팡이 감염의 위험에 무방비로 노출된다. 특히 혈액을 통해 퍼지는 감염의 위험도는 더 커진다. 따라서 비장이 없는 사람은 열이 나면 주의해야 한다. 생명을 위협하는 감염이 빠르게 생길 수 있기 때문이다. 따라서 항생제를 되도록 적게 먹는 것보다 조금 더 사용하는 것이 좋다. 게다가 비장이 없는 사람은 합병증이 발생하지 않으려면 백신을 여러 번 접종받아야 한다.

관용이 없으면 면역도 없다: 면역 관용

내 설명이 끝나자 틸만도 감기로 인한 통증이 한결 진정된 듯했다. 몸 속에서 자신을 구하기 위해 열심히 싸우는 군대가 있음을 알았기 때문이다. 자기 안의 면역 체계에 대한 믿음도 더 강해진 듯했다. 그를 드러눕게 하려는 외부 침입자들에 대한 우리 몸의 효율적인 방어 시스템이 새삼 놀랍게 느껴진 것이다. 주자네는 틸만에게 차를 한 잔 끓여 주었고, 틸만은 조심스럽게 홀짝거렸다. 그는 서서히 차분해지고 안정을 찾았다. 그 모습을 본 나는 우리의 면역 체계에도 너무 야단법석이 일어나지 않도록 관리하는 세포가 있다고 말했다. 두 번째 담배를 흡족한 표정으로 말아 피우던 리자는 이 말이 특히 마음에 드는 모양이었다.

면역계의 방어는 반대 원칙인 〈면역 관용〉 없이는 생각할 수 없다. 서로를 보완하는 음양의 조화처럼 말이다. 이는 면역 체계에서도 뚜렷이 나타난다. 면역 관용이 없으면 살아남을 수 있는 사람은 없다.

모든 시스템에는 통제 기관이 필요하다. 예를 들어 자동차 검사소는 차량의 주행 적합성을 점검하고, 회계사는 대기업과 중소기업의 회계를 감사하고, 동물 관리청은 돼지가 종에 적합한 방식으로 도축되는지 검사한다. 통제 장치가 없으면 곧 혼란이 만연하고, 도로에서 사고가 증가하고, 재무 상태가 조작되고, 소와 염소가 뒷마당에서 도살될 것이다. 면역 체계에도 납득할 수 있는 규칙과 질서를 보장하는 통제 기관이 있다. 필요시에는 우리 몸의 방위군도 효과적으로 저지해야 한다. 면역계에는 그를 위한 두 종류의 통제 기관이 있다. 하나는 우리가 이미 알고 있듯이, 그 통제에 특화된 조절 T세포이며, 다른 하나는 너무 강한 면역 반응을 인지하면 스스로 수용체를 차단해서 반응을 억제하는 체세포이다. 이런 면역 점검 장치는 면역 반응의 조정에 아주 중요하다. 필요한 만큼만, 가능한 한 적게! 면역 반응은 딱 적절하게 일어나야 하고 주변 조직을 손상시켜서는 안 된다.

우리 안의 타자: 면역 체계의 적응력

생각해 보라. 어머니 자궁 속의 태아는 유전적으로 반은 어머니이고 반은 아버지이지만, 기본적으로 타자인 것은 분명하다. 우리 몸의 타자는 면역 체계의 공격을 받을 수밖에 없다. 따라서 면역 방어의 원칙만 존재한다면 임신은 불가능하다. 왜냐하면 모체와 태아의 혈액 순환이 분리되고, 커나가는 아이가 자기만의 세계, 즉 자궁과 양막에서 차례로 유영하더라도 우리 몸과 타자의 만남은 불가피할 테니 말이다. 그렇다면 모체의 면역 체계는 장기 이식 때와 마찬가지로 태아에 거부 반응을 보이는 것이 정상이다. 그러나 실제로는 그러지 않는다. 이는 면역 체계의 적응력을 보여 주는 놀라운 상징이다. 다시 말해 어머니의 면역 체계와 태아의 면역 체계 사이에 휴전 상태가 이루어진다.

태아에 대한 어머니의 면역 관용이 어떻게 생기는지 아직 완전히 밝혀지지 않았다. 사실 면역 체계는 9개월 내내 일시 중지 버튼을 완전히 누르고 있지는 않다. 결코 허용될 수 없는 일이다. 다만 태반이 엄마와 아이 사이에 보호 벽을 만들고, 그로써 태아에 대한 완벽한 면역 활동이 불가능하다는 점은 분명하다. 게다가 임신 중에는 산모의 면역 체계가 약화된다. 태아를 보호하기 위해 면역 체계의 기능이 약간 낮게 조절되는 것이다. 그 때문에 임신 중에는 감염이 발생할 가능성은 높아지고, 임신부는 일부 질병, 특히 바이러스성 질병에 취약한 계층으로 분류된다.

최신 연구에서 눈에 띄는 점이 발견되었다. 임신 중에는 태반 주변 및 탯줄에 조절 T 세포의 비율이 큰 폭으로 증가한다는 사실이다. 게다가 자연 킬러 세포의 수도 뚜렷이 증가한다. 그렇다면 킬러 세포들이 여기서 학살을 저지를 거라고 생각할 수 있다. 그러나 그런 일은 일어나지 않는다. 조절 T 세포가 조절 기능, 혹은 진정 기능을 함으로써 국부적으로 지나치게 강한 면역 반응을 억제하는 것처럼 보인다. 이렇듯 우리는 매일 면역 체계에 대해 새로운 것을 알아 나가고 있지만, 사실 이와 관련해서 알고 있는 것이 얼마나 적은지 새삼 깨닫게 된다.

1백조 개의 유기체: 장내 미생물 군집

면역 관용은 임신이라는 특수 상황에서만 볼 수 있는 현상이 아니라, 우리 몸의 일상적 동반자다. 다만 우리가 그 사실을 모르고 있을 뿐이다. 만일 면역 방어만 존재한다면 장은 음식물을 소화하지 못하고, 끊임없이 그것들을 격퇴하느라 바쁠 것이다. 또한 〈우리 편은 무조건 좋고 남의 편은 무조건 나쁘다〉는 거친 구분만 만연하다면 요구르트와 빵, 치즈는 몸에 흡수되지 못하고 퇴치될 것이다. 사실 이런 식품들에는 수많은 외래 구조가 있다. 식품 속에 있는 유산균이나 효모, 특정 곰팡이만 생각해도 알 수 있다. 하지만 이것들은 용인되어야 한다. 건강에 더할 나위 없이 중요하기 때문이다. 그렇다면 면역 체계는 어떤 성분이 용인되어야 하고 심지어 어떤 성분이 생명 유지에 중요하며, 어떤 성분이 그렇지 않은지 어떻게 알까?

우선 장에 대해 알아보자. 장은 다층의 장벽(腸壁)을 통해 나머지 인체와 분리되어 있다. 장벽 안쪽은 점막으로 차단되어 있는데, 인간 면역계에서 항체를 생산하는 세포의 약 3분의 1이 여기에 모여 있다. 그중에서도 다른 면역 세포 외에 특히 많은 것이 조절 T 세포다. 이들은 상당히 공격적인 동료들에게 자제를 요청한다. 또한 염증을 억제하고 진정 효과가 있는 인터류킨-10의 분비를 관리한다. 조절 세포는 우리 몸에 아무 문제를 일으키지 않는 항원의 비밀을 잘 알고 있다. 그건 곧, 그들이 무작정 면역 체계가 안전하게만 유지되어야 한다고 주장하는 것이 아니라 세밀하게 분류된 예전의 기억을 적절히 이용하고 있다는 뜻이다.

이 기억은 생후 처음 몇 개월 동안에 형성된다. 세상에 태어날 때까지 아기의 장은 외부 물질과 거의 접촉하지 않는다. 아기는 기껏해야 모체 세포 몇 개만 들어 있는 양수를 꿀컥꿀컥 삼킬 뿐이다. 이 세포들은 용인되는 것이 분명하다. 그런데 상황은 시시각각 달라진다. 출생은 면역 체계의 적응력이 발달하는 시작 신호이고, 이후 면역계의 학습 능력은 가파른 곡선을 그리며 상승한다. 이것은 모유와 함께 어머니의 세포가 소화관으로 들어오면서 본격적으로 시작된다. 아기의 면역 체계는 이미 이 세포들에 약간 익숙해져 있다. 게다가 모유에는 우리가 감사하게 받아들여야 할 어머니의 면역 세포들이 가득하다. 그런 측면에서 아기에게 모유 대신 우유를 먹이면 고마운 면역 세포는 부족해지고, 외부 침입자와의 관계에서 장의 부담은 뚜렷이 커진다. 아기가 먹는 우유는 결국 소에게나 적합한 것이기 때문이다.

이러한 적응은 주로 입으로 섭취하는 아주 적은 양의 물질로 계속된다. 몇 개월 동안 구강은 서서히 이물질의 주요 통로가 된다. 점점 더 많은 이물질이 장으로 들어가고, 이것들은 면역 체계에 도전장을 던지며 자신들을 받아들이게 한다. 이 과정에서 선착순의 원칙이 적용되기 때문에 적절한 항원의 도착은 무척 중요하다. 이로써 아기들의 장에 세균총이 형성되기 때문이다(부디 건강한 세균총이길 바라는 마음뿐이다). 그러다 3년이 지나면 아이의 몸에 약 1백조 개에 이르는 거대한 미생물 군집이 안정적으로 자리 잡는다. 이제부터 평생 반려하게 되는 것이다.

이 시점부터 장내 세균총의 변화는 한층 어려워지고, 그 구성이 잘못되면 심각한 질환으로 이어질 수 있다. 게다가 크론병이나 궤양성 대장염 같은 유전 질환도 장내 세균총이 지속적으로 공격받는 만성 염증을 유발할 수 있다. 면역 체계가 아무 제지 없이 마음대로 미생물 군집을 공격하면 만성 염증은 불가피하다. 면역 체계가 과도하게 예민할 경우에는 대변 이식 같은 과감한 조치도 일시적으로만 도움이 된다.

치명적인 위험을 가진 사과: 구강 내 면역 관용

면역 관용의 중요성에 대한 세 번째 예를 잠깐 언급하겠다. 바로 입이다. 면역 체계가 균형을 잃었을 때, 아삭아삭한 유기농 사과를 씹으면 입안에서는 어떤 일이 벌어질까? 사과 조각이 구강 점막과 접촉하는 순간에 수백만 개의 면역 세포는 즉시 이렇게 보고한다. 〈침입자다! 우리 편이 아냐!〉 사과 표면과 내부의 수많은 세포 및 미생물에 대한 면역 세포들의 반응은 꽹장히 과격할 것이다. 조직이 부풀어 오르는 것과 함께 면역 세포는 위험 지역으로 우선 입장하고, 외래 세포는 면역 세포가 만든 울타리에 갇혀 캡슐화하고, 여기저기서 염증 물질이 분비된다. 또한 도처에 농포 또는 아프타성 구내염이 생기고, 감염된 체세포는 비명을 지르며 죽음을 맞는다. 상상만 해도 끔찍한 이 상황은 오직 면역 관용만이 막을 수 있다.

하지만 건강한 사람의 몸은 수시로 도사리고 있는 외래 단백질에 대해 균형 잡힌 반응으로 대처할 수 있다. 식품을 예로 들자면, 이는 음식의 항원에 대한 면역 반응이 억제되어 있다는 뜻이다. 이를 위해 우리 몸은 T 세포의 활동성을 떨어뜨리고, 그 대신 조절 T 세포에 우선권을 준다. 간단명료해 보이는 이 과정은 아직 완전히 밝혀지지 않은 메커니즘의 결과일 뿐이다. 면역학자들은 항원의 구성과 양, 항원의 체내 통로, 물리적 장벽, 소화 과정, 구강 내 특정 박테리아, 개인의 면역 조절 능력 들이 면역 관용의 발달에 관여한다고 가정한다. 달리 말해서, 만일 사과 조각을 혈액에 주입하면 완전히 다른 면역 반응이 일어날 수 있다는 것이다. 심지어 장내 세균도 면역 관용에 모종의 역할을 하기 때문에, 내과 의사들은 장 건강이 입에서부터 시작된다고 말한다. 우리는 삶의 모든 영역도 마찬가지지만, 역시 관건은 올바른 양이라는 교훈을 얻을 수 있다.

4장
도전자들

이제 비장의 무기를 꺼낼 차례였다. 일단 나는 다양한 병원균에 대해 축적된 정보를 룸메이트들에게 들려줄 생각이었다. 물론 우리와 별 상관 없는 병원균 이야기를 꺼내면 눈 하나 깜박하지 않을 가능성이 컸다. 가령 말라리아 같은 병원균은 우리에겐 너무 먼 이야기였다. 다른 한편으로 곰팡이 같은 다른 병원균은 개인적인 문제이기에 기분이 상하지 않도록 조심스레 이야기해야 했다. 예를 들면 비만한 잔드라는 가슴 아래나 축 처진 살 밑에 피부 곰팡이가 생길 위험이 있었고, 마르쿠스는 발 냄새가 심해 무좀에 걸릴 가능성이 높았으며, 주자네는 섹스만 즐기는 축구 선수와의 관계로 인해 고약한 효모균 감염이 생기지 않도록 조심해야 했다. 게다가 우리 모두는 언제나 우리를 둘러싸고 있고 우리가 숨 쉴 때마다 들이마시는 곰팡이균에 무기력하다.

바이러스, 박테리아, 기생충, 곰팡이, 이 모든 것은 우리를 병들게 할 수 있다. 그 점이 상이한 병원체들의 공통점이다. 다만 기본적으로 크기만 다를 뿐이다. 가장 작은 병원체는 프라이온(광우병 원인균)이다. 사실 이것은 병원체가 아니라, 자신과 유사한 단백질에 마찬가지로 모양을 바꾸라고 요구하는 잘못 만들어진 단백질일 뿐이다. 반면에 바이러스는 직경이 최대 440나노미터로 크고, 박테리아는 직경이 최대 0.3밀리미터로 그보다 더 크며, 카펫처럼 군체를 형성하는 곰팡이와 육안으로 식별이 가능한 기생충은 거인에 가깝다. 일부 병원체는 박테리아와 기생충, 곰팡이처럼 생물이고, 바이러스는 그렇지 않다.

언제든 편을 바꿀 수 있는 조력자: 박테리아

감정적인 측면을 배제하면, 항문을 핥는 것이 구강 키스보다 더 위생적이다. 무슨 소리냐고? 항문 부위보다 입안에 박테리아가 더 많다는 말이다. 박테리아종의 구성도 균형 잡힌 직장보다 입안이 훨씬 다양하다. 그러나 박테리아는 양에 관계없이 어디에나 존재한다. 그것도 자그마치 조 단위로 존재한다.

박테리아는 우리의 피부에 자리 잡고 있고, 우리의 침 속에도 있으며, 우리가 서 있고 걸어가는 곳마다 기어다니고 꿈틀거린다. 게다가 표면에 박테리아가 없는 물체는 없다. 우리는 사람들과 악수를 하면서 매일 수천 마리의 박테리아를 교환한다. 그렇다고 해서 악수를 포기하면 몇 마리 덜 받을 수는 있지만, 마트 계산원에게서 거스름돈을 받는 것만으로도 충분한 양의 박테리아를 넘겨받는다. 게다가 가끔 우리는 상대방이 내쉰 숨만으로도 박테리아와 접촉한다. 이처럼 우리는 박테리아를 일상적으로 먹고 마실 뿐 아니라 어디를 가든지 우리의 것을 지문처럼 남긴다.

사방에 널린 박테리아가 너무 불안해서 강박처럼 손과 몸을 자주 씻는 사람들이 더러 있다. 그러나 이런 두려움과 강박적 행동은 큰 문제를 야기할 수 있다. 우리는 절대 박테리아와 헤어질 수 없을 뿐 아니라 그래서도 안 된다. 박테리아와 함께 살아야 한다. 그게 큰 도움이 될 때가 꽤 많다.

이건 앞서 언급한 피부 박테리아에서 뚜렷이 알 수 있다. 그들은 침입자에 대응해 우리 몸의 첫 번째 장벽 역할을 하는 자연적 피부 미생물 군집이다. 다른 한편으로 그들 대부분은 최소한 잠재적인 위험 분자이기도 하다. 조건이 좋지 않거나, 잘못된 곳에 자리 잡거나, 면역계가 약해졌을 때 이 조력자들은 편을 바꾸어 우리에게 상당한 피해를 줄 수 있다. 표피 포도상 구균과 황색 포도상 구균이 그런 후보들이다. 물론 평소에는 그럴 위험이 없다. 이것들은 피부에서 많은 공간을 떡하니 차지하고 앉아 더 나쁜 동료들의 접근을 막는다. 그에 반해 프로피오니박테리아는 방어에 전념한다. 프로피온산을 분해해서 많은 외래 항원이 불편하게 느끼는 산성 환경을 조성하는 것이다. 코리네박테리아도 메커니즘은 다르지만 동일한 기능을 한다. 피지선에서 지방을 지방산으로 분해해서 특별한 피부 기후 조성에 기여한다.

우리와 평화롭게 살아가는 박테리아 가운데 상당수는 인간과 공생 관계를 유지한다. 공생은 양측 모두에게 좋은 거래다. 예를 들어 꿀벌은 꿀을 모으는 대신 식물에 꽃가루받이를 해주고, 청소부 물고기는 상어 피부의 기생충을 잡아먹는다. 마찬가지로 인간 장의 대장균도 대개 불쾌한 냄새가 나는 가스를 생산해 방귀로 내보낼 뿐 아니라 인체에 중요한 비타민 K를 만들어 낸다. 그래서 우리 몸은 혈액 응고에 필수적인 물질을 충분히 확보하기 위해, 매일 장내 세균에게 생존에 필요한 영양소를 공급한다. 이런 공생은 진화 과정에서 형성되었다. 이에 대한 가장 좋은 예는 모든 체세포에서 발견되는 미토콘드리아다. 이 에너지 발전소는 모든 단일 세포의 생존에 필요한 분자를 생산한다. 미토콘드리아는 아마 수백만 년 전에 우리 몸에서 박테리아의 형태로 살다가, 어느 날 아득한 선조 세포들과 무척 성공적인 공생 관계를 맺은 것으로 보인다.

우리가 이런 사실을 알게 된 지 350년밖에 되지 않았다. 그 전에는 박테리아가 우리 눈에 보이지 않았기 때문이다. 그러므로 현미경의 발명과 안톤 판 레이우엔훅 같은 호기심 넘치는 연구자들이 필요했다. 그들의 연구는 미생물에 초점을 돌리게 했다. 그들이 현미경으로 확인한 것들은 대개 생김새에 따라 이름이 붙여졌다. 공 모양으로 생겼다고 해서 구균(球菌), 막대 모양으로 생겼다고 해서 간균(杆菌), 나사 모양으로 생겼다고 해서 나선균, 사슬로 연결된 것 같다고 해서 연쇄상 구균, 포도송이처럼 생겼다고 해서 포도상 구균, 두 개의 균체가 짝을 이루고 있다고 해서

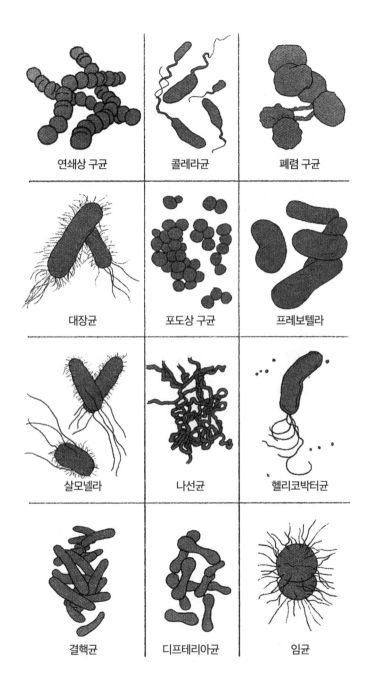

연쇄상 구균	콜레라균	폐렴 구균
대장균	포도상 구균	프레보텔라
살모넬라	나선균	헬리코박터균
결핵균	디프테리아균	임균

쌍구균 같은 것들로 불린다. 그 밖에 곤봉처럼 생긴 코리네박테리아, 망치 모양의 비브리오균, 심지어 손잡이가 달린 것 같은 카울로박터도 있다.

현미경으로 검사할수록 세포의 성분이 하나하나 꼼꼼히 잘 보이는 것은 점점 중요해졌다. 그와 관련해서 덴마크 세균학자 한스 크리스티안 그람은 기발한 아이디어를 냈다. 두 가지 염료로 박테리아를 염색한 것이다. 처음에는 크리스털 바이올렛, 즉 청보라색으로 염색했다. 그런 다음 알코올로 닦아 내고 빨간색 염료를 입혔다. 그러자 그가 연구하는 박테리아들의 반응은 각각 달랐다. 단층의 두꺼운 벽을 가진 그람 양성균은 일단 스며든 파란색 염료를 방출하지 않았지만, 다층의 얇은 벽을 가진 그람 음성균은 파란색 염료를 방출했다. 따라서 현미경에서 양성균은 여전히 청보라색을 띠었고, 음성균은 빨간색으로 나타났다. 이는 박테리아 연구에 아주 중요한 내용이었을 뿐 아니라 박테리아를 퇴치할 많은 가능성을 제공했다.

이로써 중요한 사실이 밝혀졌다. 박테리아에는 내부의 모든 내용물을 풍선처럼 하나로 결집시키는 세포벽이 있다는 것이다. 반면에 인간 세포에는 벽이 없고 막만 있다. 이 막은 작은 기둥 형태의 무수한 결합 조직이 떠받친다. 막과 벽이라는 중대한 구조 차이는 박테리아를 외부에서 격퇴할 때 핵심적인 가능성을 제공한다. 세포벽만 공격하도록 항생제를 만드는 것이다. 체세포는 벽이 없기 때문에 항생제의 공격을 받지 않는다. 게다가 세포벽이 두꺼운 양성 박테리아가 다른 방식으로 처리해야 하는 음성 박테리아보다 항생제 효과가 훨씬 뛰어나다.

박테리아는 끊임없이 적절한 숙주를 찾고 면역 군단에 대항하는 과정에서 몇몇 슈퍼파워를 장착했다. 어떤 것은 긴 꼬리를 사용해 더 빨리 이동하고(콜레라균), 어떤 것은 변신의 귀재 프로테우스균처럼 표면 곳곳에 달린 편모로 움직이고 정지하고 주변 환경을 감지한다. 또한 트로이 목마처럼 세포 속에 숨어 있거나(마이크로플라스마), 점막을 투명 망토처럼 이용하는 균도 있다. 박테리아 중에는 더위나 가뭄 시 우리 몸의 바깥에서 얼마 살지 못하는 것들이 많다. 그런데 탄저균과 몇몇 다른 박테리아는 아주 똑똑한 생존법을 개발했다. 이들은 마치 겨울잠을 자듯 미세 포자의 형태로 가끔은 몇 년씩 땅속에 숨어 지낸다. 우주 비행사처럼 생존에 꼭 필요한 것만 챙기는데, 유전자와 몇 가지 단백질이 그것이다. 물기도 없고 부패하는 것도 없다. 그러다 어느 날 바람에 먼지가 일면 폐로 들어간다. 그곳에서 그들은 부활하듯 깨어나 자신의 능력을 펼친다.

일부 박테리아가 색소를 만들어 주변에 파란 석호나 분홍빛 호수 같은 풍경을 선사하는 것은 낭만적일 수 있다. 이것들은 대개 무해하다. 하지만 고인 물에 떠 있는 곰팡이는 상황이 다르다. 녹농균에 감염된 물에는 종종 달착지근한 냄새가 난다. 아몬드 냄새가 나는 회녹색 박테리아는 위험한 병원균이다. 세균학자들은 즉시 무슨 상황인지 알아차린다. 물 위의 얇은 막(슈도모나스나 일부 다른 박테리아의 전형적인 현상)은 특별히 훈련받지 않은 눈으로도 충분히 식별이 가능하다. 이를 생물막이라고 하는데, 병원 내에서 두려워하는 대상이다. 끈적거리는 막은 잘 씻겨 나가지 않기에 면역 군단에 쉽게 공격을 허용하지 않는다. 이것은 특히 위험하다. 왜냐하면 문제의 박테리아가 관절 교체나 스텐트 삽입, 또는 인공 심장 판막 같은 의료 기술에 사용되는 플라스틱 및 금속에 쉽게 달라붙기 때문이다. 그럴 경우에는 아무것도 소용이 없다. 인공 삽입물이 박테리아 생물막으로 덮이면 아예 제거해야 한다. 면역 체계도 무용지물이고, 항생제도 듣지 않기 때문이다.

잘 알려진 것이든 별로 알려지지 않은 것이든, 굉장히 인상적인 이야기를 품은 흥미진진한 박테리아의 수는 수백, 수천 개에 이른다. 많은 경우에서 알 수 있듯 그런 세균과 미생물은 인간 사회에 전염병을 야기할 때만 관심을 받는다. 코로나가 그랬고, 흑사병이 그랬다. 어떻게 보면 인류는 수백 년 동안 박테리아에 속수무책이었다.

1887년에 파스퇴르 연구소가 설립되어 기초 연구의 아성으로 자리 잡을 당시, 무수한 단세포 생물이 인류에게 큰 도전이라는 사실은 이미 잘 알려져 있었다. 일부 미생물은 지금껏 인간이 미생물이 벌이는 대학살을 손 놓고 지켜볼 수밖에 없을 정도로 위험했다. 특히 미스터리한 병원균은 계속 밀려드는 파도처럼 여러 대륙을 집어삼킨 페스트였다. 대체 이 병의 원인균은 무엇일까?

많은 사람이 이를 알아내는 데 실패했다. 19세기에는 제국주의의 순풍을 타고 탐색에 속도가 붙었다. 제국주의의 정복은 지리적으로만 이루어진 것이 아니라 지적인 영역에서도 수행되어야 했다. 그런 측면에서 파스퇴르 연구소가 그곳의 연구원 알렉상드르 예르생을 페스트의 온상인 홍콩으로 보낸 것은 이상한 일이 아니었다. 그는 경쟁 구도에 놓인 일본 연구 팀보다 먼저 병원체를 발견해서 페스트를 퇴치할 방법을 찾아냈다. 그는 미생물학자로서 최고의 영예를 안게 되었다. 새로 발견된 박테리아에 그의 이름을 따서 〈예르시니아 페스티스〉라는 이름이 붙은 것이다.

페스트는 오늘날 치료가 가능해짐으로써 예전의 그 무시무시한 위력을 잃었다. 그리하여 우리 삶에서 더는 실질적인 역할을 하지 않는다. 박테리아의 세계가 얼마나 다양하고 다면적인지는 그중 세 가지를 살펴보면 알 수 있다. 첫 번째는 수천 년 동안 감염성 살인자로서 인류와 함께해 온 박테리아고, 두 번째는 거의 모든 곳에 서식하는 만능 재주꾼이지만 면역 체계가 대체로 잘 통제하고 있는 박테리아고, 세 번째는 어떤 세균도 버틸 수 없는 우리 위 속에서 위산과 직접 접촉하며 살아가는 박테리아다. 지금부터 하나하나 살펴보자.

아름다운 시듦 — 결핵균

이 병원체의 문학적 경력은 화려하다. 다만 수백 년 동안 일반 시민 계급의 사람을 급사시킨 잔인한 버전은 별로 없다. 주요 표적은 상류층이다. 여기서는 사람을 시름시름 앓게 만드는 소모성 질환에 의한 죽음을 미화하는 〈아름다운 시듦〉에 대한 이야기가 주를 이룬다. 19세기 예술에는 쇠약한 몸과 창백한 얼굴, 붉은 뺨, 열에 들뜬 빛나는 눈이 자주 등장한다. 폰타네의 소설 속 주인공 에피 브리스트는 마음의 상처뿐 아니라 결핵으로 스러진다. 토마스 만의 소설에서 한스 카스토르프는 폐 요양소를 별도의 사교 공간으로 제시하고, 어머니와 누이를 결핵으로 잃은 에드바르 뭉크는 「병실에서의 죽음」과 「병든 아이」라는 그림으로 자신의 생애를 사로잡은 주제를 표현한다.

그렇다면 왜 하필 결핵이 예술계에서 각광을 받았을까? 결핵균 퇴치가 그만큼 어렵기 때문이다. 결핵균은 1882년 로베르트 코흐에 의해 발견되었고, 그는 이 공로로 나중에 노벨상을 받았다. 획기적인 발견이었다. 이전에는 결핵이 특히 초기 단계의 다양한 증세(미열, 체중 감소, 전신 쇠약)로 인해 다른 질병과 혼동되는 경우가 많았다. 그런데 이제 결핵 결절(작은 종양)을 찾는 길이 열렸다. 여기서 로베르트 코흐는 큰 공헌을 했다. 하지만 효과적인 치료법을 찾는 데는 성공하지 못했다. 그가 항상 비밀스럽게 진행했던 백신 연구는 피험자들에게 막대한 부작용을 일으켰을 뿐 아니라 어떤 때는 심지어 피험자들을 사망에 이르게 했다. 당시 코흐는 결핵균도 포자를 형성할 수 있다는 사실을 몰랐다. 그래서 백신 접종으로 면역을 일으키는 대신 결핵균에 사람을 감염시켰다. 결핵균의 메커니즘을 열심히 찾던 중에 분명해진 것이 있었다. 이 박테리아는 특히 어려운 상대라는 것이다.

결핵균은 박테리아 가운데 느림보 거북이다. 다른 박테리아에 비해 엄청나게 느리게 증식한다. 세포 수가 배가되기까지는 조건에 따라 6시간에서 24시간 정도 걸린다. 반면에 장내 세균인 대장균은 20분 만에 두 배로 증식한다. 다른 많은 병원체의 전략은 분명하다. 〈면역 세포가 나를 파괴하는 것보다 내가 더 빨리 증식하면 돼!〉 하지만 결핵균은 그렇지 않다. 세포벽이 왁스 같은 형태를 띤 두꺼운 다층 내산성(耐酸性)이어서 저항력이 무척 강하다. 따라서 결핵균은 자연 상태에서도 쉽게 살아남아 새로운 숙주에 들어갈 적절한 타이밍을 노린다.

결핵균은 왁스 층의 세포벽과 느린 증식 때문에 추적하기가 무척 어려웠다. 게다가 페트리 접시 배양이 되지 않았고, 현미경 밑에서 파란색이나 빨간색으로 염색할 수도 없었다. 전해 오는 이야기에 따르면, 로베르트 코흐는 우연히 바보 같은 행위로 이 박테리아를 발견했다고 한다. 당시 그의 아내였던 에미 코흐가 밥을 먹으라고 부르자, 그는 생각에 몰두한 나머지 샘플이 담긴 현미경 슬라이드를 실수로 난롯가에 놔두고 밥을 먹으러 갔다. 그사이 왁스 층이 녹으면서 갑자기 결핵균에 염색이 이루어진 것이다.

왁스 층은 면역계에도 문제가 된다. 결핵균이 몸에 들어오면 면역계는 두꺼운 왁스 층 때문에 한참 헷갈려 한다. 이게 위험한 걸까, 아닐까? 그런데 실제로 경보가 울려도 결핵균은 뒷짐을 지고 태연히 대식 세포에게 잡아먹힌다. 그것으로 삶이 끝나는 게 아니기 때문이다. 결핵균은 잡아먹혀도 거의 해를 입지 않는다. 다음 무기는 이미 준비되어 있다. 대식 세포 안에서 분해가 되지 않도록 조치를 취하는 것이다. 즉, 식세포의 파고리소좀 복합체가 활성화되지 않도록 한다. 파고리소좀은 침략자의 소화를 책임지는 세포 내 소기관이다. 그렇다면 우리의 면역 체계도 두 번째 방어책을 가동한다. 호중구로 대식 세포를 에워싸는 것이다. 이 벽은 일종의 격리 검역소라고 생각하면 되는데, 호중구는 병원체를 삼킨 대식 세포에 모든 영양소를 차단함으로써 굶겨 죽인다.

과학자들이 〈괴사〉라고 부르는 이 살해 과정은 피부 결핵에서는 겉으로도 확인이 가능하지만, 폐결핵에서는 현미경으로만 볼 수 있다. 그 경우 기장 알곡처럼 생긴 작은 덩어리들이 형성되어 있는 것을 확인할 수 있다. 결핵균은 그 안에서 굶어 죽는다고 알려져 있지만 항상 그런 것은 아니다. 다음 기회가 올 때까지 포자 상태로 한참을 살아갈 수도 있다. 침입자의 입장에서는 면역 체계가 제대로 가동되지 않거나 경비병 호중구가 낮잠을 잘 때가 기회다. 그런 일이 발생하면 결핵은 다시 활개를 치고, 감염의 위험은 재차 커진다. 물론 그와 함께 CD8 세포와 CD4 T 세포, B 세포, 항체가 활성화하지만, 이들은 결핵균 퇴치에 그다지 유능한 병사가 아니다. 그 말은 곧, 면역 체계의 상태에 따라 방어에 성공하지 못할 때가 더 많다는 뜻이다.

이는 효과적인 백신을 만들 수 있는 좋은 전제 조건이 아니기에, 결핵 백신은 아직 존재하지 않는다. 독일에서 결핵 예방 접종의 역사는 매우 비극적으로 시작했다. 뤼베크에서 아이들에게 죽은 박테리아 대신 살아 있는 포자를 주사함으로써 77명이 사망하는 사고가 발생했다. 물론 오늘날의 백신 생산 조건에서는 더는 존재하지 않는 위험이다. 제2차 세계 대전 후부터 실시된 또다른 예방 접종은 낮은 성공률(접종을 받은 사람 중 30퍼센트만 면역력이 생겼다) 때문에 1990년대 말에 중단되었다. 하지만 오늘날에는 결핵균에 대한 효과적인 항생제가 있다. 많은 질병에서 항생제는 균의 증식을 저지하고 나머지 방어는 면역 체계가 수행하는데, 지극히 느린 특성을 지닌 결핵균에게는 이 시스템이 잘 작동하지 않는다. 이런 미코박테리아의 복잡한 구조 때문에 몇 개월의 치료 기간 동안 감염을 통제하려면 정말 강력한 도구(보통 네 가지의 상이한 항생제)가 필요하다. 다만 비용이 비싸고, 부작용이 많고, 장기간 치료로 내성이 생기는 단점이 있다.

바로 여기에 문제가 있다. 많은 항생제에 내성이 생긴 병원체가 점점 늘어나고 있다는 점이다. 이미 전 세계적으로 수많은 과학자와 의사가 여러 약물에 내성을 보이는 결핵균에 대해 이야기한다. 결핵을 더 이상 제대로 치료하지 못하면 과거에 맞닥뜨렸던 문제가 다시 성행할 우려가 있다. 이 질병은 지금 이미 전 세계적으로 가장 위험한 전염병이다.

게다가 결핵이 계속 시급한 문제가 되는 또 다른 이유가 있다. 전 세계 많은 국가에 결핵 퇴치를 위한 공중 보건 의료 시스템이 충분하지 않기 때문이다. 마지막으로 아열대와 열대 지방에서 특정 항생제들이 병원체들의 탈출 변이(항체를 피해 가는 돌연변이)로 인해 점점 효과가 떨어지고 있음을 고려하면, 백사병(결핵을 흑사병에 빗대어 부르는 말)이 인류에 여전히 심각한 위협이 되는 이유는 분명해 보인다.

진주 목걸이 박테리아 — 연쇄상 구균

진주 목걸이처럼 작은 구슬 모양의 구균이 연쇄적으로 쭉 연결되어 있다고 해서 연쇄상 구균이라는 이름이 붙었다. 사실 중간중간에 끊어진 부분이 많다. 염색이 가능한 이 균은 무척 아름다우며, 치료를 하지 않아도 치명적인 감염을 야기하지 않는다.

연쇄상 구균은 다양한 유형으로 나뉘는 박테리아 그룹이다. 유형별 분류는 중요하다. 어떤 것은 사람을 다양한 방식으로 아프게 하지만, 어떤 것은 생리학적으로, 그러니까 자연적으로 피부에 생기기 때문이다. 오늘날엔 이것들을 구별하기 위해 게놈을 들여다보는 것이 가능하다. 정확한 방법이지만 시간과 비용이 많이 든다. 그래서 대안으로 행동 분류법을 택한다. 사실 박테리아도 저마다 특성이 있고, 대개 고유한 행동 방식을 갖고 있다.

혈액 한천 배지*에서는 많은 박테리아가 잘 자란다. 여기에 사용되는 혈액은 양, 토끼, 소 또는 그 비슷한 동물들의 것이다. 예

---

* 미생물 배양을 위해 동물 혈액을 첨가한 배양판. 여기서 한천은 우뭇가사리를 뜻한다.

전에 바이러스학자와 미생물학자들은 실험을 위해 자기만의 축사가 있었다. 몇 년 전 우리 연구소에도 양 우리가 있었는데, 염소나 토끼 우리도 얼마든지 가능하다. 모두 미생물 배양에 꼭 필요한 혈액을 얻기 위한 것이다. 한천 배지를 만드는 방법은 이렇다. 세포 배양액에 동물 혈액과 우뭇가사리 농축액을 섞는다. 이건 박테리아를 위한 완벽한 영양식이다. 이 용액을 접시에 부으면 혼합물은 재빨리 굳는다. 이제 여기서 무엇이든 키울 수 있다. 혈액은 박테리아와 곰팡이의 이상적인 온상이다. 이어 섭씨 37도의 쾌적한 온도와 최적의 이산화 탄소 농도를 갖춘 오븐에다 넣으면 인큐베이터가 완성된다. 몇 시간 뒤 박테리아와 곰팡이 군락이 생겨난다. 물론 모든 박테리아가 혈액 한천에서 똑같이 번성하는 것은 아니다. 어떤 것은 미리 끓인 우뭇가사리를 선호하고, 어떤 것은 특정 성장 물질을 첨가하거나 항생제를 통해 다른 박테리아가 선택적으로 억제된 배지를 선호한다.

최적의 배양지에 착륙한 박테리아나 곰팡이는 매우 다르게 성장한다. 일부는 잔디밭처럼 자라고, 일부는 점액질처럼 끈적거리며 앞으로 퍼져 나가고, 일부는 갈색 돌기처럼 커지고, 일부는 석고처럼 하얗게 반짝거린다. 또한 무척 인상적인 냄새가 나는 것들도 있다. 그래서 미생물학자는 배양지로 들어가면 마치 향수 감별사처럼 그곳에서 뭐가 자라고 있는지 금방 말할 수 있다. 박테리아와 곰팡이는 성장과 냄새에 따라 대략적인 구분이 가능하다. 이는 어떤 항생제를 써야 할지 빠르게 결정을 내려야 할 때

도움이 된다.

그다음에는 다른 일련의 실험을 통해 박테리아를 추가로 분류할 수 있다. 종종 색상 변화를 특징으로 하기 때문에, 이를 〈다채로운 시리즈〉라 부르기도 한다. 그 분류 과정에서는 다음과 같은 질문이 던져진다. 이 박테리아는 어떤 음식을 좋아하는가? 특정 당을 소화할 수 있는가? 혹은 다른 박테리아에 없는 특별한 효소가 있는가? 연구자들은 점진적인 접근법과 특성 분류를 통해 마침내 어떤 박테리아가 자라고 있는지 정확히 알 수 있다. 다만 오늘날에는 이를 위해 누군가가 실험 테이블에 계속 앉아 있을 필요가 없다. 이런 실험은 커다란 기계가 대신하는데, 이 기계의 카트리지 안에는 분석되어야 할 박테리아가 대기하고 있다.

연쇄상 구균으로 돌아가 보자. 이들도 배양지에서 상이한 반응을 보인다. 연쇄상 구균의 세 가지 유형 모두 빨간 배양지에서 하얀 점의 형태로 자라지만, 이미 여기서 뚜렷한 차이가 나타난다. 눈에 보이는 한 그룹은 녹색으로 변해 가는 연쇄상 구균이다. 혈액 속의 붉은 헤모글로빈을 부분적으로 용해시켜 배양지를 녹색으로 바꾸기 때문이다. 우리 모두의 정상적인 구강 세균총 속에 서식하는 박테리아가 그중 하나다. 이것들은 충치 발생에 관여할 수 있지만 생명을 위협하지는 않는다. 어쨌든 대부분은 말이다. 반면에 혈액 속에 나타나면 상황이 다르다. 이 박테리아는 패혈증에 걸렸을 때나 심장 판막에 퍼지면 무척 위험하다.

미생물학자 레베카 랜스필드는 연쇄상 구균에 무척 관심이 많았고, 결국 이 세균의 특성에 근거해서 박테리아 분류에 성공했다. 오늘날까지도 연쇄상 구균의 분류는 그녀의 이름을 딴 〈랜스필드 분류법〉이라 불린다. 그녀는 적혈구를 완전히 녹이는 연쇄상 구균에 특히 관심을 가졌다. 이것들이 활동을 시작하면 배양지는 누르스름한 색깔부터 투명한 색까지 변했다. 이런 용혈성 연쇄상 구균은 편도염과 관련이 있는 것으로 알려져 있다. 처음엔 경미한 인후통 증세만 보이더라도 즉각 항생제로 다스려야 하는 균이다. 그렇지 않으면 잘못되거나 과도한 면역 반응으로 손쉽게 류머티즘 질환으로 이어질 수 있다. 이때 면역 반응은 점점 더 자신의 몸을 공격하기도 한다. 특히 연쇄상 구균의 M 단백질은 관절 구조와 비슷해서 면역 세포들이 우리 몸을 향해 창끝을 겨누도록 유혹한다. 그리되면 관절염, 류머티즘열, 신염 같은 2차 질병이나 후유증이 생길 수 있다. 이런 반응을 통한 손상의 위험은 크고, 항생제에 대한 연쇄상 구균의 다중 내성 위험은 낮기에 결정은 쉽게 내려진다. 우리의 면역 체계에 도움의 손길을 내밀어야 한다고 말이다.

감염 초기에는 페니실린 한 알만으로도 충분히 도움이 될 뿐 아니라 평생 후유증을 막을 수 있다. 항생제는 과거 치명적이었던 많은 질병으로부터 우리를 지켜 준 구원자다.

최초의 항생제는 곰팡이에서 배양했다. 곰팡이는 실제로 항생 물질의 생산을 통해 외부에서 침입한 박테리아로부터 자신을 방어한다. 루이 파스퇴르는 페니실린 연구가 시작되기 수십 년 전인 1877년에 이미 곰팡이의 이런 행동을 보고 〈생물이 생물을 막는다〉고 해석했다. 알렉산더 플레밍의 유명한 실험이 있기 30년 전에 프랑스 군의관 에르네스트 뒤셴은 특정 곰팡이가 박테리아를 죽일 수 있다는 사실을 발견했다. 그런데 그의 박사 학위 논문에 실린 이 관찰은 곧 잊혔다. 1928년에 이르러서야 플레밍이 자신의 연구실에서 그 사실을 다시 확인했다. 포도상 구균을 키우던 배양판에 푸른곰팡이가 피었는데, 곰팡이 분비물에 의해 포도상 구균이 모두 죽은 것이다. 결국 배양판을 어설프게 관리한 덕분에 우연히 페니실린을 발견한 셈이다. 1941년 환자에게 처음으로 페니실린이 성공적으로 투여되었다. 이후 새로운 항생제의 발견은 붐을 이루었다. 다만 올바른 사용법은 너무 복잡하기 때문에 어떤 질병에 어떤 항생제가 가장 효과적인지는 전문가들에게 반드시 물어보아야 한다.

연쇄상 구균의 세 번째 그룹은 감마-용혈성 연쇄상 구균이다. 이들은 혈구에 아무 짓도 하지 않는다. 따라서 배양지에서 눈에 띄는 변화는 없다. 평소에는 우리 몸과 평화롭게 조화를 이루며 살아가던 것들이 적절치 않은 장소에서 우리를 병들게 할 수 있다고 하더라도 그건 부차적 문제다.

연쇄상 구균이 종류별로 다른 것을 고려하면, 모두를 구별 없이 똑같이 다루어서는 안 된다. 어디든 마찬가지겠지만 반가운 존재와 반갑지 않은 존재가 있다. 예를 들어 연쇄상 구균 테르모

필루스(유산균의 일종) 없이는 요구르트나 치즈, 우유를 만들 수 없고, 화농 연쇄상 구균은 구강과 창자에서 소화를 돕지만 어떤 때는 우리 몸을 공격해 화농성 편도염이나 성홍열을 일으킬 수 있다. 둘 중에 어느 길을 갈지는 병원체의 유전 정보에 암호화되어 있고, 성홍열의 경우에 그것에 대한 추가 정보가 유전 정보에서 발견된다.

나쁜 소식은 연쇄상 구균이 우리의 몸속과 피부, 그리고 주변에 늘 다량으로 존재하기에 우리는 이 균들로부터 벗어날 길이 거의 없다는 사실이다. 이것들은 비말 감염이나 접촉 감염을 통해 우리 몸으로 파고든다. 그렇기에 매우 드물지만, 일반적인 증상이 연쇄상 구균 감염으로 너무 늦게 밝혀지는 바람에 사망하는 비극적인 일이 생기기도 한다. 하지만 나쁜 소식과 비교하면 압도적으로 높은 비율로 좋은 소식도 있다. 연쇄상 구균은 체내 면역 반응이 어떻게 성공적으로 작동하고, 현대 항생제가 면역 체계를 어떻게 지원하는지 보여 주는 아주 훌륭한 보기라는 사실이다.

따라서 연쇄상 구균은 항생제 개발을 예찬하는 쪽에서는 더할 나위 없이 좋은 대상이다. 예를 들어 19세기에 시인 프리드리히 뤼케르트의 두 자녀 루이스와 에른스트는 불과 며칠 만에 성홍열로 사망했는데, 뤼케르트는 그 감염을 자신의 작품 『아이 죽음의 노래Kindertodtenlieder』에서 묘사했다. 하지만 오늘날엔 성홍열이 기껏해야 열이나 인후통으로 약간 불편한 것일 뿐 아이들에게는 오히려 시원한 아이스크림을 먹을 수 있는 좋은 기회다.

치명적인 실험 — 헬리코박터균

20세기 중반까지 과학자들은 심해 바닥이 부족한 햇빛, 높은 수압, 영하에 가까운 온도로 인해 생명체가 없는 다소 평평한 사막의 풍경과 비슷할 거라고 생각했다. 그러다 나중에야 심해저의 생태계가 박테리아의 존재를 포함해서 굉장히 다양하다는 사실이 밝혀졌다. 유황천도 마찬가지였다. 사람들은 유황천에 생물체가 한 마리도 없을 거라고 예상했지만, 여기서도 박테리아가 사는 것이 확인되었다. 2021년 2월부터는 화성 탐사선 큐리오시티가 화성에서 생명체의 흔적을 찾고 있는데, 무언가를 발견할 가능성이 크다.

박테리아는 도저히 살 수 없을 것 같은 환경에서도 서식한다. 그와 관련해서 우리 몸 안의 가장 흥미로운 곳 중 하나는 바로 모든 것을 산으로 녹여 버리는 위다. 이런 조건에서는 생명체를 기대하기 어렵다. 위궤양이 있는 사람은 스트레스를 피하고, 술과 육류, 담배를 삼가라는 조언을 자주 듣는다. 딱히 틀린 말은 아니다. 다만 이 조언은 민감한 위와 불쾌한 속 쓰림을 오직 생활 방식과 심리적 요인에만 전가시키고 있다. 과연 그럴까? 오스트리아의 두 과학자, 즉 병리학자 로빈 워런과 그사이 세상을 떠난 미생물학자 배리 마셜은 그런 주장에 동의하지 않고 진짜 범인을 찾아 나섰다.

결국 범인이 밝혀졌다. 부식성 위산과 직접 접촉하는 위 점막에 서식하는 헬리코박터 파일로리였다. 이것은 편모를 이용해 자유롭게 이동하는 막대 모양의 그람 음성 박테리아였다. 그런데 이 세균에는 몹시 고약한 특성이 있었다. 위 점막의 점액 속에서 증식하면서 점액을 분해하는 것이다. 그러면 어떤 일이 벌어질까? 위산과 위 조직 사이의 장벽이 사라지면서 모든 조직층을 관통하는 심한 염증이 생긴다.

헬리코박터균이 질병을 일으킨다는 사실이 밝혀지면서, 몇 년 전부터 처음으로 실질적인 치료가 가능해졌다. 그러나 이 발전에는 크나큰 희생이 있었다. 사람들은 두 과학자의 발견을 믿지 않았고, 그들의 주장은 소수 의견으로 취급당하며 비웃음을 샀다. 결국 그들은 자신들의 발견을 증명하기 위해 스스로를 실험 대상으로 삼았다. 헬리코박터균의 감염 경로가 구강이라고 확신한 두 사람은 농축된 세균 용액을 삼켰고, 얼마 지나지 않아 심한 통증이 찾아왔다. 헬리코박터균이 위 조직의 세포를 파괴하고, 위 점막에 심각한 염증(위염)을 일으킨 것이다. 그 결과 발견자 중 한 명이 위암에 걸려 목숨을 잃었다.

헬리코박터균은 과소평가해선 안 되지만 너무 두려워할 필요도 없다. 이제는 얼마든지 싸울 수 있다. 항생제는 위에서도 작용하고, 위 점막 염증에도 효과가 있다. 헬리코박터균으로 야기된 위암도 초기에는 치료할 수 있다. 또한 지속적인 속 쓰림이 헬리코박터균 감염으로 인한 것으로 확인될 때도 사용할 수 있다. 헬리코박터균이 원인인지 아닌지는 대변 검사와 호흡 검사, 또는 위내시경을 통한 조직 검사로 확인할 수 있다. 그게 맞다면 적절한 항생제 치료가 이루어져야 한다. 게다가 공격받은 점막은 위산 차단제를 통해 일시적으로 완화할 수 있다. 물론 생활 방식의 개선으로 위에 좋은 환경을 조성하는 것도 중요하다.

덧붙이자면, 헬리코박터균은 의사들에게만 흥미로운 대상이 아니다. 민족학자와 의학사가들도 헬리코박터균에 깊은 관심을 보인다. 지구 곳곳에 널리 퍼져 있기 때문에(인류의 약 50퍼센트가 보유하고 있다) 이 박테리아의 계보를 만드는 일도 가능하다. 이것들의 역사를 살펴보면 수천 년에 걸쳐 이루어진 민족 대이동에 관한 정보도 얻을 수 있다. 결국 우리 모두는 헬리코박터균으로 연결되어 있다.

미지의 위험: 바이러스

바이러스는 라틴어로 〈독〉이라는 뜻이다. 이 이름이 어떻게 생겨났는지는 알려져 있지 않다. 아무튼 바이러스는 희한한 녀석들이다. 실제로 무슨 일을 하는지는 명확하지 않다. 바이러스학자들은 이것들이 생물이 아니라는 데 대체로 동의한다. 그러나 스스로 번식을 조종하고 변화할 가능성을 갖고 있다는 점에서는 생명체에 가깝다. 바이러스는 다른 세포를 덮친다. 식물, 균류, 인간을 포함한 동물을 습격하는 바이러스가 있고, 심지어 박테리아를 공격하는 바이러스도 있다. 후자를 박테리오파지, 또는 줄여서 파지라고 한다. 이들에게는 다른 세포의 시스템이 필요하다. 이유는 분명하다. 그들은 자신들에게 딱 필요한 것만 갖고 여행을 떠나기 때문이다. 외부 껍질, 내부 유전자, 그리고 몇 가지 단백질이 전부다. 유전자는 RNA와 DNA 중 하나로 이루어져 있고, 거기엔 바이러스 설계도가 담겨 있다.

바이러스 중에는 유전 정보가 오른쪽으로 감긴 것이 있고, 왼쪽으로 감긴 것도 있다. 또한 유전 정보는 한 가닥 아니면 두 가닥으로 배열되어 있고, 어떤 설계도는 복잡하고 어떤 것은 단순하다. 하지만 이들 모두에게 한 가지 공통점이 있다. RNA 또는 DNA에 바이러스가 무엇으로 만들어져 있는지 밝혀 주는 정보가 전부 담겨 있다는 것이다. 그러나 바이러스를 만드는 기초 벽돌뿐 아니라 그것들을 조합하는 기계조차 숙주 세포들이 제공해야 한다. 이 세포들은 가동이 멈춰지고, 강탈되고, 약탈당한다. 바이러스에 일단 감염되면 바이러스 자손의 생산만이 중요하다.

숙주 세포 속에서 바이러스가 자신의 자손만 계속 생산하게 만드는 동안 세포는 갈수록 약해진다. 그러다 대개 영양실조와 에너지 결핍으로 죽음을 맞는다. 바이러스는 세포의 생존에 전혀 관심이 없다. 세포가 죽을 때까지 계속 이용해 먹다가 다른 세포로 옮기면 그만이다. 인간 세포는 수천 년에 걸쳐 이 무자비한 침략자들을 다루는 법을 배웠다. 바이러스를 조기에 인식하고 차단 격벽을 치는 특수 수용체를 개발한 것이다. 선천성 면역계에 속하는 이 수용체는 다량의 바이러스를 인식하고 그에 대응하기 위해 세포 내에 다수 존재하는데, 이는 신호 물질인 인터페론을 통해 수행된다.

그런데 모든 세포가 모든 바이러스를 똑같이 두려워할 필요는 없다. 예를 들면 간세포만 집중적으로 노리는 바이러스가 있다. 간염 바이러스라 불리는 것들이다. 또 어떤 바이러스는 소아마비의 원인균으로 오랫동안 인간에게 두려움을 자아냈던 폴리오바이러스처럼 주로 신경 세포에 침투한다. 그 밖에 HIV로서 CD4 T 도움 세포를 덮쳐 전체 면역 체계를 약화시키는 바이러스도 있다. 이처럼 바이러스마다 좋아하는 세포는 따로 있다. 인간뿐 아니라 동식물 세계에서도 마찬가지다.

최근 몇 년 사이 박테리아를 감염시키는 바이러스, 즉 박테리오파지에 대한 관심이 점점 커지고 있다. 물속과 땅 위, 피부에는 무수한 파지가 존재한다. 이들은 박테리아를 감염시키고 파괴할 수 있다. 그래서 위험한 박테리아 감염을 막을 완벽한 대항군이 될 잠재력이 있다. 특히 우리는 MRSA나 녹농균처럼 항생제에 다중 내성을 지닌 박테리아의 경우에는 이들을 말살하는 고도로 전문화된 작은 바이러스 군대를 당연히 두 손 들고 환영한다. 공상 과학 영화처럼 들리기는 하지만, 이 아이디어는 최근 몇 년 사이 현실로 성큼 다가왔다. 끈질긴 박테리아를 막는 바이러스 대항군을 인간은 두려워할 필요가 없다. 바이러스는 박테리아에만 특화되어 있기 때문이다. 바이러스를 섞은 혼합 제제는 러시아나 미국에서 드문드문 사용되지만, 납득할 수 있을 만큼의 대규모 연구가 이루어지려면 아직 갈 길이 멀다.

바이러스학자들은 지구상에 아직 발견되지 않은 바이러스가 약 170만 종에 이르고, 그중 40만 종 정도가 인간에게 위험이 될 수 있다고 추정한다. 문제는 인간이 이런 바이러스를 아직 접해 본 적이 없다는 사실이다. 수백만 년 전부터 주로 동물 숙주에만 의존하던 바이러스종이 점점 인간에게로 넘어오고 있다. 사실 바이러스에게 그 길을 터준 것은 인간이다. 우리 인간은 지금껏 동물과 무척 가깝게 살았고, 오랫동안 동물성 제품을 즐겼으며, 거기다 세계화를 통해 순식간에 지구 구석구석에까지 바이러스를 퍼뜨렸다. 따라서 2020년 초에 언론이 몇 주 동안 코로나바이러스가 어떤 야생 동물 시장에서 퍼져 나갔는지 집중적으로 추적한 일은 구체적인 감염 경로만 쫓은 것일 뿐, 사실 본질은 이미 잘 알려져 있었다. 인간을 항상 동반해 온 인수 공통 감염병의 한 버전이라는 것이다.

인수 공통 감염병은 사람과 동물 사이에 병원체를 서로 옮기는 것을 말한다. 좁은 의미로는 무엇보다 동물에서 인간으로 퍼지는 질병을 가리킨다. 인간에게 옮기려면 해당 바이러스는 돌연변이여야 한다. 어떤 바이러스는 변이가 상대적으로 쉽고, 어떤 것은 어렵다.

우리 모두는 인수 공통 감염이 일으키는 질병을 잘 안다. 예를 들어 살모넬라증은 우리 인간이 감염된 계란이나 유제품, 또는 가금류를 먹으면 발생할 수 있는 인수 공통 감염병이다. 일반적으로 식습관은 특정 인수 공통 감염병을 일으킬 수도 또 막을 수도 있다. 가령 날고기나 살짝 구운 고기를 먹으면 선모충이 퍼질 수 있다. 반면에 돼지 갈고리촌충 애벌레에 의한 감염은 당연히 돼지고기 섭취를 금하는 종교권에서는 발생하지 않는다. 스페인 독감 같은 특정 인수 공통 전염병은 무척 위험하다. 그에 비해 스페인 독감 병원체와 닮은 점이 있으면서도 위험성은 떨어지는 돼지 독감 같은 것들은 무해하다. 그 밖에 에볼라와 광견병도 예전부터 잘 알려져 온 치명적인 인수 공통 감염병이다.

바이러스는 수천 년 동안 인류를 괴롭혀 왔다. 이는 천연두에 대해 이미 잘 알고 있던 고대 저자들의 저술에서도 읽을 수 있을 뿐 아니라(그 예로 유명한 의사 갈렌이 묘사한 〈안토니누스 역병〉이 있다) 자연 과학적으로도 증명되었다. 그렇지 않고는 진화 과정에서 언젠가 우리 유전자에 둥지를 틀고는 이제 흔적만 남은 바이러스 조각들이 우리 게놈에 가득 차 있다는 사실을 설명할 수 없기 때문이다. 그런 기본 조각들로 조립된 바이러스는 석기 시대 인간들에게는 큰 골칫거리였겠지만, 지금은 완전히 박멸되었다. 이런 내인성(內因性) 바이러스들은 낡은 폐광처럼 이제 거의 아무 일도 하지 않은 상태로 그냥 주변에 널브러져 있다. 다행히 우리를 아프게 하지도 않는다.

바이러스가 우리 게놈에 둥지를 트는 일은 극히 드물다. 이른바 레트로바이러스만 할 수 있는 일이다. 이 바이러스는 DNA로의 변환이 가능한 RNA를 품고 있다. 그래야만 인간 DNA와 결합할 수 있다. 연구자들은 오랫동안 그게 불가능하다고 생각했다. 하지만 이제 명확해졌다. 레트로바이러스는 우리 세포들과 성공적으로 결합한다. 심지어 생식 세포와도 말이다. 이렇게 해서 인간 내인성 레트로바이러스인 HERV의 일부 구조는 수백만 년에 걸쳐 유전되었다. 오늘날 우리 게놈 속에는 HERV가 수천 개 있는 것으로 알려져 있고, 그것들은 스물네 종으로 나뉜다. 인간 게놈의 약 8퍼센트는 바이러스 구조로 이루어져 있다. 이와 관련해서 앞으로 밝혀낼 것이 아직 많지만 한 가지는 분명하다. 이 바이러스 조각들이 완전히 쓸모없지는 않다는 것이다. 몇몇은 우리 몸이 바이러스와 싸울 때 특정 면역 메커니즘에서 중요한 역할을 한다.

덧붙이자면, 바이러스 이름은 처음 출현한 장소나 발견된 장소에서 따오는 경우가 많다. 예를 들면 리프트밸리열, 마르부르크 바이러스병, 크림-콩고 출혈열, 라사열 등이 그렇다. 그런데 바이러스 명칭은 인종주의적 차별이나 혐오에도 굉장히 취약하다. 가령 전 미국 대통령 트럼프는 코로나바이러스를 중국 비하의 의미로 〈중국 바이러스〉 또는 〈쿵 플루〉라고 불렀고, 1918년의 스페인 독감은 폴란드에선 〈볼셰비키병〉, 브라질에선 〈독일 독감〉, 세네갈에선 〈브라질 독감〉으로 불렀다. 바이러스에다 혐오하는 대상의 이름을 붙여 민족적 적개심을 드러낸 것이다. 게다가 바이러스 이름이 복잡한 감염 과정을 단순화하고, 정치적 도구로 악용될 때도 드물지 않다. 이런 일은 그때그때의 바이러스가 일으킨 질병이 위협적일수록 더욱더 수월해진다.

대가가 있는 키스 — 헤르페스

교황도 이 바이러스를 갖고 있을 것이다. 그건 전임자들도 마찬가지다. 아니, 바티칸의 거의 모든 사람이 그럴 것이다. 영국 여왕을 비롯해 왕실의 모든 구성원도 이 바이러스를 갖고 있을 가능성이 높다. 헤르페스 바이러스의 대표 주자인 엡스타인바 바이러스, 즉 EBV 이야기다. 이 바이러스가 유발하는 질병을 영어로 〈키스병〉이라고 한다는 사실은 여왕만 알고 있는 것이 아니다. 모든 사람이 감염성 단핵구증(키스병에 비해 삭막한 이름으로, 줄여서 〈선열〉이라고도 한다)에 걸리는 것은 아니지만, 성인의 90퍼센트 정도가 엡스타인바 바이러스를 보유하고 있다. 그렇다면 여왕이나 교황이라고 해서 바이러스가 봐줄 이유가 있을까? 교황이 행운의 10퍼센트에 속하는지, 아니면 어릴 때 할머니에게 감염되었는지, 혹은 젊은 시절에 열렬하게 키스를 하고 다녔는지 알 수 없다. 다만 감염이 되려면 점막 접촉이 필요하다는 사실은 확실하다. 할머니가 아이에게 뽀뽀를 해도 감염의 위험이 생기지만, 대개는 젊은 성인들이 헤르페스에 잘 걸린다. 겉으로 보이는 증상은 열, 피로감, 인후통, 림프절 부종인데, 드물게는 치명적인 경우도 있다. 물론 대부분은 그렇지 않다. 애인과의 격

럴한 첫 키스로 인해 헤르페스에 걸려 입원한 사람이 있으면, 의사들은 회진하면서 한 번씩 짓궂게 씩 웃고 지나간다. 우리 모두 그런 시절을 알고 있기 때문이다. 다만 일부 사람들이 다른 사람들에 비해 헤르페스에 좀 더 취약할 뿐이다.

따라서 바이러스는 당신을 아프게 할 수도 있지만, 꼭 그렇지는 않다. 다만 엡스타인바 바이러스에 감염되면 바이러스가 몸에서 완전히 제거되지 않고 세포 속에 계속 잠복해 있다. 단지 발각되지 않을 뿐이다. 모든 헤르페스 바이러스가 그렇다. 그러다 이따금 감염의 형태로 불쑥 모습을 드러낸다. 예를 들면 결혼식 직전과 같이 정말 스트레스가 심할 때다. 완벽하게 보이고 싶은 신랑과 신부의 입술 주위에 커다란 물집이 생긴다. 단순 포진 바이러스가 숨어 있다가 발현한 것이다. 면역 체계가 약해져 있을 때도 마찬가지다. 감기에 걸려 몸이 파김치가 되어 있으면 엉덩이 쪽이 가렵기 시작하다가 갑자기 고통스러운 발진이 생긴다. 대상포진의 전형적인 물집은 장미 꽃잎 모양으로 늘어서 있다. 일견 보기는 아름답지만 안타깝게도 매우 고통스럽다. 어릴 때의 수두를 연상시키는 감염병인데, 원인균이 동일하다. 수두 대상 포진 바이러스가 그 주범이다.

모든 헤르페스 바이러스의 공통점은 우리가 언젠가 그것에 한번 감염되었다는 사실이다. 선열일 수도 있고, 수두나 더는 기억조차 나지 않는 다른 일시적 질병일 수도 있다. 그런데 이 바이러스들은 이후에도 몸에서 사라지지 않고 그대로 남아 있다. 이를

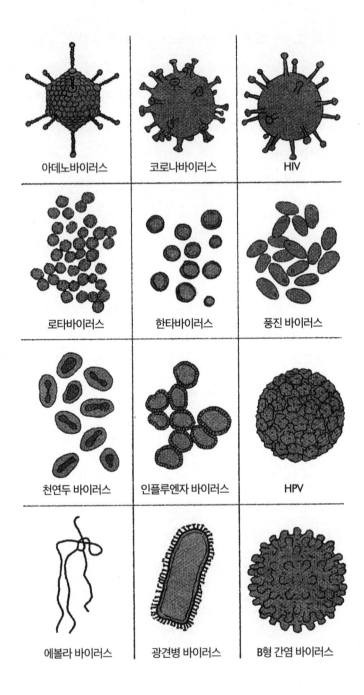

아데노바이러스	코로나바이러스	HIV
로타바이러스	한타바이러스	풍진 바이러스
천연두 바이러스	인플루엔자 바이러스	HPV
에볼라 바이러스	광견병 바이러스	B형 간염 바이러스

〈지속성〉이라고 한다. 면역 체계에 의해 격퇴당한 바이러스는 자신이 좋아하는 세포로 들어가 숨는다. 그러다 면역 체계가 약해지거나 다른 질병을 방어하느라 신경을 딴 데 쏟는 사이에 다시 활동을 개시하고, 증식하고, 퍼진다. 이때 임계치가 항상 높을 필요는 없다. 어떤 사람에게는 약간의 감정적 스트레스와 약간의 UV 방사선, 혹은 여성의 경우 생리 직전에 겪는 면역 기능의 저하만으로 충분하다.

따라서 헤르페스는 단일 병원체가 아니다. 물론 일반적으로는 다들 그렇게 알고 있고, 그들 바이러스의 한 아종을 가리키는 말로 사용하지만 말이다. 인간 헤르페스 바이러스는 생물 분류학상 여덟 개의 구성원으로 이루어진 하나의 과(科)다. 그중 하나가 대개 구순 포진으로 알려진 단순 포진 1형인데, 이를 간단히 헤르페스라고 한다. 이 불쾌하고 보기 흉한 질병은 입술 주변에 생긴 물집을 통해 뚜렷이 드러난다.

헤르페스는 바이러스가 우리 몸에 어떻게 자리 잡고 기회를 기다리는지 구체적으로 보여 준다. 이것들은 중추 신경절 속에 조용히 웅크리고 앉아 있다. 휴면 상태이기에 감염을 일으키지는 않는다. 예전에 피부나 점막을 처음 감염시켰을 때 그리로 숨어 들어간 것들이다. 신경절은 신경 세포체들이 모여 있는 곳이다. 여기에는 면역 체계가 닿지 않는다. 안전한 보호소에서 헤르페스 바이러스는 일종의 잠에 빠진다. 그러다 면역 체계가 약해지면 빠르게 활성화해서 신경로를 따라 피부나 점막으로 다시 이동하고, 바깥쪽으로 향한 표피 세포의 말단에서 신속하게 증식해 흉한 물집을 만든다. 바이러스가 더 퍼지면 이른바 궤양이 생긴다. 다시 말해 인접한 세포들이 함께 감염되어 내려앉는다. 그러면 물집은 더욱 커지고, 결국엔 파열해서 바이러스를 퍼뜨린다. 가령 키스를 통해서 말이다.

헤르페스 가족의 다음 구성원은 일명 생식기 포진이라고 일컫는 단순 포진 2형이다. 이것은 이름에서 알 수 있듯이 구순 포진과 감염 위치만 다르다. 즉, 남성과 여성의 생식기가 발발 장소이고 성관계를 통해 전염된다.

헤르페스 3형의 배후에는 수두 대상 포진 바이러스가 숨어 있는데, 어린아이에게는 수두를, 어른에게는 대상 포진을 일으킨다. 수두는 어찌나 전염성이 강한지, 아이들이 함께 놀다가 모조리 감염되기도 한다. 수두 입장에서는 한마디로 파티나 다름없다. 일반적으로 어릴 때는 그리 아프지 않은 질병이다. 그러다 성인이 되어 발발하면 심각하고 때로는 치명적인 통증으로 이어질수 있다. 오늘날엔 대부분의 아이가 예방 접종을 받는다.

인간 헤르페스 바이러스 4형은 이미 언급한 바 있는 선열을 유발하는 엡스타인바 바이러스로, 두 발견자의 이름을 따서 명명되었다.

거대 세포 바이러스라 불리는 헤르페스 5형은 특히 위험할 수 있다. 대부분의 사람에게는 큰 문제를 일으키지 않고 심지어 눈에 띄지 않게 진행되기도 하는 질병이지만, 태아와 갓난아이, 그리고 예를 들면 장기 이식 후의 환자처럼 면역력이 떨어진 사람에게는 매우 위험하다. 세포 속에 전형적인 〈올빼미 눈〉 모양의 무늬를 만드는 이 병원체는 간염과 폐렴, 심지어 시력 상실을 유발할 수 있다.

다른 헤르페스 바이러스들은 잘 알려져 있지 않다. 가령 헤르페스 7b형이 고열을 동반한 돌발진(장미진)을 일으킨다는 정도만 알려져 있다.

헤르페스 바이러스들은 잠복 상태에서 깨어난 것들이기 때문에, 확실하게 뿌리 뽑을 방법이 없다. 그렇다면 문제는 계속 남는다. 어떻게 퇴치할 수 있을까? 로마의 티베리우스 황제 시절처럼 공개적인 키스 금지령은 선택지가 될 수 없다. 가능하지도 않는일인 데다 사람들은 비공개로 계속 행복하게 키스를 즐길 터이기때문이다. 이제는 여러 가지 항바이러스 약물이 사용되고 있다. 아시클로버는 가장 오래되고 잘 알려진 약물이다. 바이러스의 성장을 억제하지만 바이러스가 활발하게 복제하는 세포 안에서만작용한다. 이와 유사한 방식의 약물은 이미 많이 개발되었다. 다만 한 가지 단점이 있다. 급성 바이러스 증식은 저지할 수 있지만, 바이러스 자체를 완전히 몰아낼 수는 없다는 것이다. 바이러스는계속 남아 있다. 백신이 이상적인 방법이지만, 지금까지는 수두대상 포진 백신만 존재한다. 다른 헤르페스 바이러스를 막을 백신은 아직 한참을 기다려야 한다.

콧물, 기침, 쉰 목소리 증상이 나타나면 누군가는 즉시 감기에 걸렸다고 생각하겠지만, 바이러스학자들은 그런 증상을 일으키는 바이러스가 정말 많다는 사실을 안다. 감기 증상을 유발하는 바이러스는 무려 2백여 가지에 이른다. 우리는 현재 코로나19를 겪으면서 자신의 증세가 코로나바이러스에서 비롯되어 격리해야 하는지, 아니면 단순한 코감기에 걸린 것인지 스스로 체크할 수 있다. 다만 이 세상에 정말 많은 수의 바이러스가 있다는 점을 감안하면, 감기 증상을 일으킨 것이 리노바이러스인지, 아데노바이러스나 RS 바이러스인지, 아니면 덜 유명한 바이러스인지는 굳이 확인할 필요가 없다.

그런데 인플루엔자 바이러스가 유발하는 독감은 다르다. 감염된 사람은 몇 시간 안에 앓아눕는다. 이런 측면에서 보자면, 세간에서 인플루엔자를 〈독한 감기〉로 여기는 것도 이해를 못 할 바는 아니다. 아무튼 독감에 걸리면 고열과 몸살이 빠르게 찾아온다. 감염은 대개 2주가량 지속되지만 그보다 장시간 증상을 느끼는 사람이 많다. 어떤 사람은 심근염 같은 합병증을 앓거나 심지어 사망하기도 한다. 이건 인플루엔자 바이러스에 달려 있는데, 즉 바이러스가 어떤 유전자로 구성되어 있는지에 따라 다르다는 말이다. 왜냐하면 인플루엔자 바이러스는 자신을 승자로 만드는 몇 가지 특성을 갖고 있기 때문이다. 이런 측면에서 이 바이러스에 인플루엔자(이탈리아어로 〈영향력〉이라는 뜻이다)라는 일반적인 이름이 붙은 것도 이해가 간다.

사실 독감도 코로나바이러스와 마찬가지로 특정 조건(공기가 잘 순환되지 않는 밀폐 공간이 그 예이다)에서 비말을 통해 에어로졸 형태로 전파된다. 독감 바이러스가 특히 좋아하고, 폭발적으로 확산하기에도 좋은 최적의 온도와 습도가 있다. 중부 유럽이나 북유럽처럼 다소 서늘한 온도와 브라질처럼 높은 습도가 그것이다.

인플루엔자 바이러스는 RNA가 있는 핵과 외피로 이루어진다. 게놈은 여덟 개 조각으로 나뉘는데, 그중에서 특히 눈길을 끄는 것은 두 조각이다. 이들은 체내에서 바이러스를 원활하게 확산시키고 바이러스의 변이를 가능케 하는 효소를 코딩한다. 변이는 인플루엔자 바이러스에 아주 중요하다. 오래전부터 이 바이러스들에 효과적인 백신이 개발되고 있기 때문이다. 백신은 인간이 병원체의 구조를 정확히 알 때만 그 효과를 발휘한다. 바이러스 입장에서는 두 가지 전략으로 이를 피하려고 한다.

첫 번째는 항원 대변이(大變異)다. 바이러스들은 증식할 때 서로의 유전자 조각을 교환함으로써 현재의 백신으로는 제압되지 않는 새로운 변종을 만들어 낸다. 예를 들면 조류 독감이나 돼지 독감이 그렇다. 두 번째 전략은 항원 소변이(小變異)다. 이것은 점진적 변이를 가리킨다. 인플루엔자 바이러스는 축적된 변이 정보를 토대로 매년 조금씩 변한다. 이것만으로도 좀 더 오래 살아남기에 충분하다. 물론 바이러스가 의도적으로 그렇게 하는 것은 아니다. 항원 소변이는 바이러스의 급속한 증식을 통해 일어난다. 이때 가끔 실수가 발생하고, 그게 유익한 것으로 판명되면 유전된다. 따라서 늘 새로운 변종으로 대항하려는 바이러스와 적절한 백신으로 모든 변이와 새로운 조합에 대처하려는 의학 사이에 경쟁이 생긴다. 언론에서 가끔 야마가타 계열에 대한 백신이 1년, 빅토리아 계열에 대한 백신은 2년 후에 나올 거라는 보도가 나오는 이유도 그 때문이다. 이 두 계열은 계절성 독감을 일으키는 특정 인플루엔자 바이러스 B형의 발원지를 가리킨다.

현재 어떤 계열의 바이러스가 활동하는지 아는 것은 적절한 백신을 선택하는 데 더없이 중요하다. 물론 2017년과 2018년의 독감 유행 때처럼 항상 의학이 승리한다는 보장은 없다. 당시 권장되던 3가 백신은 거의 효과가 없었고, 그 유행 기간 중에 독일에서만 약 2만 5천 명이 희생되었다. 30년 만에 발생한 최악의 독감이었다. 2021년에는 전 세계적으로 약 65만 명이 독감으로 목숨을 잃었다. 인플루엔자 바이러스도 생물 분류상 하나의 과이다. 구성원으로는 알파, 베타, 감마, 델타가 있다. 중요한 것은 알파와 베타인데, 특히 알파는 가장 난폭하고, 지배적이고, 위험하다. 그럼에도 우리가 알파 변이들에 제대로 대비하고 있는지는 지극히 불확실하다.

많은 사람이 지금도 또렷이 기억하는 2009년의 돼지 독감 유행 이전에도 팬데믹이 더러 있었다. 1918년경에는 스페인 독감이 전 세계적으로 유행했다. 이 이름은 당시 막바지로 치닫던 제

1차 세계 대전과 관련이 있다. 당시 유럽 언론들은 엄격하게 검열을 받았고, 참전국 정부들은 중환자와 사망자 수로 국민의 사기를 떨어뜨리고 싶지 않았다. 반면 중립국이던 스페인에서는 언론이 정부의 간섭 없이 피해 상황을 사실대로 보도했고, 그로써 의도치 않게 유독 스페인에서만 독감이 맹위를 떨치고 있다는 인상을 주었다. 그러나 스페인 독감을 일으킨 H1N1 바이러스는 미국에서 시작해서, 무엇보다 군인들이 전쟁터로 쏟아져 나오면서 빠르게 확산된 것으로 보인다. 주로 20~40대 젊은이들이 이 병에 걸렸다. 전 세계적으로는 약 5억 명이 감염된 것으로 추정되는데, 그중 최대 5천만 명이 사망했다. 제1차 세계 대전의 희생자보다 두 배 가까이 많은 수치다.

그로부터 수십 년이 지난 1957년에는 H2N2 바이러스가 일으킨 아시아 독감으로 약 1백만~2백만 명이 희생되었다. 그중 대부분이 어린이와 노인이었다. 불과 10년이 지났을 때 이 바이러스는 H3N2로 변이되어 80만여 명의 목숨을 앗아 갔다. 이른바 홍콩 독감이다. 그 후 1977년에 H1N1이 돌아왔다. 어디서 어떻게 살아남았는지는 알 수 없다. 어쨌든 중국 북부와 시베리아 지역에서 보고되면서 러시아 독감이라 불렸는데, 이로 인해 약 50만 명이 사망했다.

벨기에 선교 센터 — 에볼라

에볼라는 콩고 민주 공화국의 작은 강인데, 그 인근의 얌부쿠 마을에는 선교 센터가 있다. 그 선교 센터는 1976년에 처음으로 벨기에 의사들이 에볼라 환자를 치료한 곳이다. 에볼라는 치명적인 바이러스 중 하나로서 위험군 4급에 속한다. 인간에게 중병을 일으키고, 확산 위험이 높고, 효과적인 예방과 치료가 거의 불가능한 가장 위험한 병원체라는 말이다. 그에 비하면 인플루엔자 바이러스는 일부 중병을 일으키고, 확산 가능성이 있고, 효과적인 치료가 가능한 위험군 3급이며, 헤르페스 바이러스는 질병을 유발하지만, 확산 가능성이 낮고, 효과적으로 치료할 수 있는 위험군 2급이다. 즉 에볼라보다 한결 덜 위험하다. 심지어 개에게 간질환을 유발하는 개 아데노바이러스는 비병원성을 뜻하는 위험군 1급으로, 인간에게 전혀 해를 끼치지 않는다.

에볼라 바이러스는 아주 난폭하다. 발병한 지 며칠 만에 발열과 구토, 메스꺼움을 일으키다가 결국엔 모든 체액에 피가 섞이는 출혈열 같은 심각한 증상을 유발한다. 이런 공격성은 바이러스 자신에게 좋은 것만은 아니다. 성난 파도와 같이 삽시간에 숙주를 죽음으로 몰아감으로써, 다른 사람에게 퍼질 시간이 없기 때문이다. 그럼에도 인구 1백만 명의 도시에서 이 작은 입자가 이 사람에게서 저 사람에게로 은밀하게 옮겨 다니는 것은 상상하기조차 싫다. 앞서 말했듯이 체액은 전염성이 아주 높다. 군중 속에서 코를 훌쩍거리거나, 길게 줄을 서 있을 때 기침을 하거나, 땀이 난 손으로 지하철 손잡이를 잡는 것만으로도 에볼라가 다른 사람에게 전염되기에 충분하다.

2014년과 2016년 사이에 서아프리카에서 사상 최대의 에볼라 전염병이 발발했을 때 실제로 그런 일이 일어났다. 거의 3만 명이 에볼라 바이러스에 걸렸고, 그중 3분의 1 이상이 사망했다. 게다가 간호사와 의사들이 감염에 쉽게 노출되었다. 여기엔 여러 가지 요소가 결부되어 있다. 단순히 에볼라에만 해당되는 것이 아니라 모든 바이러스학자와 전염병학자, 보건 당국자가 경청해야 할 문제들이다.

우선 첫 번째 문제는 특히 위험한 바이러스가 소수의 실험실에서만 연구된다는 것이다. 이처럼 연구 주체가 제한적이다 보니 그런 병원체들에 대한 연구는 여전히 큰 성과를 내지 못하고 있다. 예를 들어 에볼라는 기원조차 아직 완전히 밝혀지지 않았다. 확실한 것은 동물에서 인간으로 반복적으로 전염되는 인수 공통 감염병이라는 사실뿐이다. 안타깝게도 어떤 동물이 에볼라 바이러스를 전염시키는지도 정확히 알려져 있지 않다. 처음엔 작은박쥐류가 의심받았다. 많은 바이러스의 저장고이기 때문이다. 하지만 그사이 큰박쥐류에 의해 퍼졌을 거라는 단서들이 발견되었다. 동굴에 서식하는 이 종이 에볼라 바이러스에 감염되었고, 그들이 파먹은 과일이 바닥에 떨어져 전파되었을 가능성이 높다는 것이다. 그렇기 때문에 신약 개발도 어려운 상황이다. 예컨대 2015년에 개발된 한 수동 백신passive immunity은 그 효과 여부가 아직 정확히 밝혀지지 않았다. 수동 백신은 혈청 접종이다. 그러니까 완치된 환자의 혈액에서 항체를 얻은 뒤 다른 사람에게 주입하는 백신이다.

위험한 바이러스에 대한 두 번째 문제는 감염 사태를 맞은 국가들의 열악한 의료 기반 시설이다. 몇몇 서아프리카 국가의 일부 지역에서는 에볼라 대유행 기간 중에 감염자의 최대 50퍼센트가 사망했다. 하지만 아프리카 외의 지역에서 감염된 사람은 소수에 그쳤고 사망자도 한 명에 불과했다. 에볼라를 비롯해 다른 많은 질병이 전염병 확산에 효과적으로 대처할 장비와 위생, 재정 및 인적 자원이 충분하지 않은 지역에서 쉽게 발생한다.

마지막으로 세 번째 문제는 질병과 건강에 대한 사람들의 편견과 잘못된 정보를 무시할 수 없다는 사실이다. 감염 경로가 불투명하거나, 사람들이 질병을 악마의 소행이나 누군가가 일부러 퍼뜨린 것이라고 생각한다면 효과적인 예방 조치로 이끌기는 쉽지 않다.

에볼라는 2014~2016년과 2018~2020년, 이렇게 두 번에 걸쳐 많은 사람의 목숨을 앗아 갔다. 직접적인 사인은 대부분 다발성 장기 부전이었다. 이것은 신장이 파괴된 수많은 혈구를 더는 정상적으로 처리하지 못하고, 다른 많은 세포가 타격을 받아 파괴되고, 혈액 응고 시스템이 작동하지 않아 내부 및 외부 출혈이 생긴 상태다. 모두 작은 필로바이러스가 일으킨 일이다. 필로바이러스는 긴 리본 모양의 사상(絲狀) 바이러스로, 그 리본 안에는 치명적인 작은 RNA 가닥이 숨어 있다.

바이러스학자들에게 흥미로운 내용은 바이러스의 급속한 발발뿐 아니라 그에 대한 민간 및 정치의 대응이다. 2014년부터 세계를 휩쓴 에볼라 대유행 이후에야, 여러 국제기구와 민간 재단(예를 들어 빌 앤 멀린다 게이츠 재단)은 미래의 바이러스 공격에 대응하는 백신을 개발할 연구 네트워크를 갖추기로 결정했다. 그렇게 해서 전염병 대비 혁신 연합, 즉 CEPI가 태어났다. 이 기관은 2016년에 처음으로 가까운 장래에 전 세계적인 질병을 일으킬 것으로 의심되는 열 가지 병원체 목록을 작성했다. 그 목록은 다음과 같다. 첫째, 크림-콩고 출혈열, 둘째, 에볼라 출혈열, 셋째, 마르부르크 출혈열, 넷째, 라사열, 다섯째, 메르스(코로나바이러스), 여섯째, 사스(코로나바이러스), 일곱째, 니파 바이러스, 여덟째, 리프트밸리열, 아홉째, 지카 바이러스, 열째, 아직 알려지지 않은 병원체 X. 그런데 2020년 3월에 갑자기 목록의 최상위에 신종 병원체가 올랐다. 이제는 누구나 다 아는 그 바이러스다.

우리 시대의 팬데믹 — 코로나

코로나바이러스는 낯선 손님이 아니라 오랜 지인이다. 최초의 코로나바이러스는 틀림없이 수천 년 전 인수 공통 감염병의 형태로 동물에서 인간으로 옮겨졌을 것이다. 그 뒤로 또 다른 세 종류의 바이러스가 우리에게 둥지를 틀었다. 마지막 토종 코로나바이러스 OC43은 130년 전에 소에서 인간으로 전파되었다. 일부에서는 코로나바이러스 OC43을 러시아 독감의 원인균이라고 추측하는데, 실제로 그런 추측을 뒷받침하는 자료도 몇몇 있다. 그게 사실이라면 추정컨대 전 세계적으로 약 1백만 명(주로 고령층)이 그 바이러스로 사망했다. 따라서 이것을 심각하게 받아들여야 한다. OC43이 다른 동물도 아니고 우리와 가장 친숙한 동물에게서 옮겨졌으니 말이다.

이 바이러스는 이미 오래전에 우리에게 자리를 잡았다. 그래서 풍토병이라 부른다. 네 가지 풍토병 코로나바이러스는 가을과 겨울에 인플루엔자 감염의 10~30퍼센트를 유발한다. 그사이 OC43 바이러스도 속하게 된 〈일상에 가까워진〉 코로나바이러스는 더는 예전만큼 위험하지 않다. 우리가 그것들에 익숙해졌고, 그것들도 우리에게 익숙해졌기 때문이다.

아주 난폭하고 치명적인 감염을 일으키는 코로나바이러스가 두 가지 더 있다. 2002년에 사향고양이에서 인간에게 전파된 사스 바이러스는 단 며칠 만에 홍콩과 토론토, 프랑크푸르트에 도착했다. 사스SARS는 중증 급성 호흡기 증후군Severe Acute Respiratory Syndrome의 약자인데, 간단히 말해서 중증 폐렴이다. 사스로 8백 명이 사망했다. 오늘날에는 사라졌지만, 완전히 근절된 것이 아니라 여전히 동물들에게는 발견된다. 메르스 바이러스도 마찬가지다. 낙타에서 사람으로 옮겨져 소규모로 발병하지만, 치사율이 35퍼센트에 이르는 치명적인 바이러스다.

2019년 말까지 소수의 과학자만 코로나바이러스에 관심을 가졌다. 그들은 이 바이러스를 세계 보건 기구의 백신 개발 우선순

위에서 5위로 끌어올리기도 했다. 다른 사람들은 코로나바이러스를 아예 모르거나 아니면 2002년과 2003년에 전염병을 일으킨 사스를 통해 이름 정도만 알고 있었다. 그러다 2020년 봄에 상황은 급격하게 바뀌었다. 많은 사람이 어떤 바이러스의 증상과 감염 경로, 탐지 방법, 예방, 접종, 후유증에 대해 이렇게 방대하게 알고 있었던 적이 없었고, 그러면서도 한 병원체에 대해 이렇게까지 불확실성과 모호한 지식을 갖고 있었던 적도 없었다. 그 때문에 여기서는 우리 시대의 가장 뜨거운 주제에 대해 간략하게 살펴보고자 한다.

일단 바이러스학은 희망의 메시지를 던진다. 지금까지 우리 주변에 자리 잡았던 모든 코로나바이러스는 진화 과정에서 우리의 일상적인 동반자로 발전한 것이 사실이지만, 위험도는 중급에 그친다. 인간과 바이러스는 인간의 면역 체계가 항체를 만들어내고 그에 반해 바이러스는 면역 체계를 약화시키는 돌연변이의 생성을 통해 면역 체계의 압력을 피하는 식으로 공존의 길을 발견했다. 여러 연구 덕분에 신종 코로나바이러스를 막을 효과적인 백신을 찾아낸 것은 또 다른 성공이다.

그렇다면 사스코로나바이러스-2 SARS-CoV-2처럼 비말이나 특정 상황에서 에어로졸로 감염되는 바이러스는 어떤 식으로 확산될까? 메커니즘을 안다고 해서 감염을 차단할 수 있는 것은 아니지만, 그를 통해 확산을 줄일 수는 있을 것이다. 그런 바이러스는 인구 전체에 고르게 퍼지지 않고 불균등하게 퍼진다.

감염자가 한 명 있다고 치자. 그는 세상의 모든 사람을 돌아가면서 균등하게 만날 수는 없다. 우리는 공으로 꽉 들어찬 상자를 뒤흔들어 언젠가는 하나의 공이 다른 모든 공을 만나는 그런 상자 속의 공이 아니다. 우리 대부분은 만나는 사람이 일정하게 정해져 있는 자그마한 사회 속에서 산다. 당신의 친구 모임을 떠올려 보라. 한 명이 세 명을 감염시키고, 세 명이 아홉 명을 감염시키고, 아홉 명이 다시 스물일곱 명을 감염시킨다. 자, 여기서 곰곰이 생각해 보자. 스물일곱 명 모두가 다시 다른 세 명을 감염시킬 수 있을까? 그것도 닷새 안에 말이다. 아니다, 그건 어렵다. 왜냐하면 우리는 새로운 사람을 그만큼 많이 만날 수 없기 때문이다. 따라서 이 지점에서 감염 속도는 느려진다. 언론에서 자주 거론되는 지수적(指數的) 증가는 감염 곡선의 짧은 단계에서만 나타난다. 전체적으로 보면 오르락내리락하는 불규칙한 증가만 보인다. 그러다 결국 감염 곡선은 전염의 가능성이 점점 감소하면서 어느 시점에 저절로 평평해진다. 대인 관계가 활발한 사람조차 이제 비감염자를 만나지 않으면서 더는 감염시키지 않는다.

이 대목에서 정말 중요한 질문이 있다. 언제 그런 일이 생길까? 그러려면 어떤 수준의 집단 면역이 필요할까? 흔히 말하듯 50~70퍼센트일까? 그런 바이러스에 정말 집단 면역이 가능할까? 단지 집단 효과만 있는 건 아닐까? 그러니까 접촉의 사슬은 점점 끊어지지만, 집단이 비감염자를 보호하지 않는 일만 생기는 건 아닐까? 이런 자연적인 현상을 기다리는 것이 도덕적으로 정당할까? 병에 걸린 사람의 면역은 얼마나 지속될까? 선천성 면역 반응의 보호와 후천성 면역 반응의 보호는 각각 얼마나 유지될까? 백신은 감염 과정에서 어떤 역할을 할까? 혹시 우리는 선천성 면역 반응의 보호 덕분에 예방 접종을 과대평가하는 것은 아닐까? 백신 효과를 무력화하는 돌연변이가 또 나올까?

백신 덕분에 세상이 안도의 한숨을 내쉬기 시작하고 있음에도 나의 연구 작업은 멈출 수 없다. 아무리 불확실성투성이라고 하더라도 한 가지는 확실하기 때문이다. 우리 시대를 덮친 이 코로나 팬데믹이 마지막은 아니라는 사실이다.

아르네 비다르 뢰에의 항해 ― 매독과 에이즈

잘생긴 금발의 노르웨이 청년 아르네 비다르 뢰에는 열다섯 살에 선원이 되었다. 때는 1961년이었다. 해운 회사에 취직한 그는 호에크 아론데호를 타고 아프리카의 서해안을 따라 두알라로 항해했다. 카메룬의 이전 수도 두알라는 당시 아프리카의 무역과 금융 중심지로 꼽혔다. 아르네는 기나긴 여행 동안 섹스를 포기하고 싶지 않았다. 그러나 해상에서는 동료 선원들과의 섹스만 가능했다. 그로써 성병 전문의들이 즐겨 말하듯, 스피로헤타 없이는 파티도 없는 상황이 발생했다. 스피로헤타는 매독균을 가리킨다. 아르네는 매독에 걸리지는 않았지만 임질 진단을 받았다. 임질은 원래 〈정액 누수〉라는 이름으로 불렸는데, 정액과는 사실거의 관련이 없다. 아침에 성기에서 흘러나오는 것은 통증을 동반한 화농성 분비물로 보통 〈봉주르 방울〉이라고 불렸다.

성병은 흔히 프랑스인들에게서 시작되었다고 하는데, 그런 말이 나돈 이유를 추측해 보면 이렇다. 항간에서는 오랫동안 매독을 〈프랑스병〉이라 불렀다. 1495년에 프랑스가 나폴리를 포위 공격 할 당시 수백 명의 프랑스 군인이 매독으로 사망했기 때문이다. 물론 프랑스 입장에서는 이 재앙의 책임을 나폴리인들에게로 돌리면서 매독을 〈나폴리의 악〉이라 했다. 당시의 프랑스 병사들도 전반적으로 점잖게 행동한 것 같지는 않다. 독일을 진격할 당시 프랑스 장교들은 독일 아가씨들을 야전 텐트로 불러 밀회를 즐기곤 했으니까 말이다. 그러고 나면 얼마 뒤 그들의 사타구니에서는 고통스러운 봉주르 방울이 흘러내렸다.

임질은 항생제로 쉽게 치료할 수 있지만, 최근에는 내성이 점점 문제가 되고 있다. 아무튼 아르네 비다르 뢰에의 임질도 성공적으로 치료되었다. 그는 아프리카에서 돌아온 뒤 화물차 운전사로 일하면서 유럽의 여러 나라를 돌아다녔는데, 특히 독일을 자주 여행했다. 그러다 1968년 초에 갑자기 병에 걸렸다. 관절통과 림프절 종창, 폐렴 증세가 동시에 나타났다. 치료를 통해 그의 병은 안정되었지만 통증은 완전히 사라지지 않았다. 1975년에 증상이 다시 악화되었고 치매까지 걸리면서, 1976년 4월 24일 마침내 세상을 떠났다. 그의 나이 불과 스물아홉 살이었다. 그런데 비극은 여기서 그치지 않았다. 놀랍게도 그의 아내도 몇 달 뒤에 사망했다. 심지어 막내딸은 1976년 1월에 죽었다. 셋 다 증상이 비슷했다.

이 질병의 원인은 10년 넘게 미스터리로 남았다. 그러다가 1981년이 되어서 미국 동성애자 청년 다섯 명이 희귀 암으로 사망한 사실이 처음 보고되었다. 미국의 다른 도시들에서도 비슷한 사례가 나타났다. 그러자 사람들은 이것을 〈게이 관련 면역 결핍증Gay-Related Immune Deficiency, GRID〉이라 불렀다. 나중에는 이런 편견을 벗어던지고 에이즈라는 이름으로 바뀌었다. 원인균은 HIV, 즉 인간 면역 결핍 바이러스였다.

아르네도 에이즈로 사망했다. HIV는 아르네 같은 사람들을 통해 퍼졌다. 그는 사창가를 즐겨 찾았기에 매춘부 중 몇 명에게 HIV를 전염시켰을 테고, 그들이 다시 다른 고객에게 전파했을 가능성이 높았다. 하지만 전 세계적으로 HIV를 퍼뜨린 〈최초 감염자〉는 찾을 수 없었다. 중부 및 서부 아프리카의 많은 곳에서 이미 1981년 이전에 동일한 경로로 감염이 발생한 게 분명했다. 하지만 뒤늦게 나타나는 일반적인 증상 때문에 이 바이러스성 질환은 오랫동안 인식되지 못했다.

그사이 확실해진 사실은 HIV가 콩고 분지에서 침팬지에게서 인간에게로 전염되었다는 것이다. 그것도 최소한 세 번, 서로 독립적으로 말이다. 원숭이는 그곳에서 진미로 여겨졌는데, 인간이 사냥 중에 원숭이에게 물리거나 아니면 날카롭고 거친 뼈를 갉아먹는 과정에서 혈액 대 혈액의 접촉이 이루어졌다. HIV는 노예 무역의 경로를 따라 중앙아프리카에서 아이티로 옮겨졌다. 아이티는 많은 사람을 HIV에 감염시킨 온상이나 다름없었다. 거기서 바이러스는 곧 미국으로 퍼졌다. 처음 알려진 감염자 중 한 명은 1969년 미주리주의 로버트 레이포드였다. 사망 진단서에 따르면 그는 폐렴으로 죽었지만, 곧 많은 의사가 폐렴이 유일한 사망 원인인지 의심하기 시작했다. 몇 달 전부터 이미 레이포드에게서 끔찍한 증상들이 나타났기 때문이다. 다리와 생식기가 궤양으로 뒤덮였고 골반 전체가 심하게 부어 있었다. 게다가 호흡 곤란까지 호소했다. 부검 결과, 희귀 암인 카포지 육종이 다수 발견되었다. 나중에야 그가 HIV에 감염된 것으로 밝혀졌다.

1980년대 초에 뉴욕과 로스앤젤레스에서 유사 희귀병으로 사망하는 젊은 남성 동성애자의 수가 증가했다. 그러자 언론도 곧 이 문제를 조명했다. 주로 인종 차별적이고 동성애 혐오적인 시선이 많았다. 당국의 반응도 그런 분위기에 기름을 끼얹었다. 이 병에 주로 노출된 네 부류의 집단, 즉 아이티인Haitian, 동성애자 Homosexual, 혈우병 환자Hemophiliac, 헤로인 중독자Heroin addict를 지목하면서, 이 병을 〈4H 질병〉이라고 부른 것이다. 1983년에야 마침내 파리 파스퇴르 연구소의 뤼크 몽타니에, 프랑수아즈 바레시누시, 미국 국립 보건원의 로버트 갤로가 거의 동시에 HIV를 발견했다. HIV 바이러스를 찾아낸 공로를 두고 오랫동안 논쟁이 이어지다가, 결국 2008년에 프랑스 연구자 두 명이 노벨 의학상을 받았다.

당시 미국에서는 이미 약 3천 건의 HIV 감염 사례가 보고되었

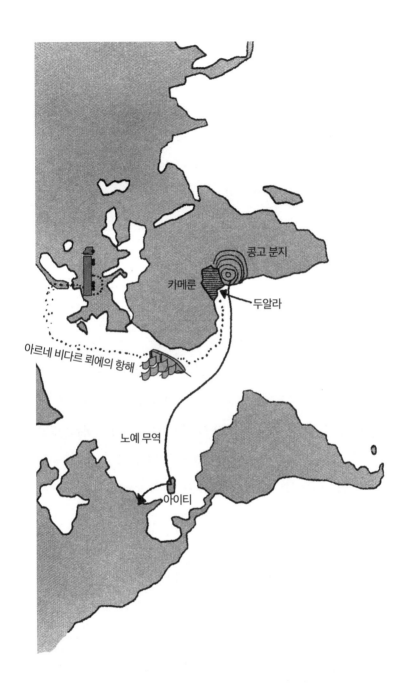

콩고 분지

카메룬

두알라

아르네 비다르 뢰에의 항해

노예 무역

아이티

다. 초창기엔 감염자뿐 아니라 사망자 수도 해마다 급증했다. 골수 면역 체계에 대한 바이러스 공격이 원인이었다. HIV는 자신의 외피를 CD4 T 세포 수용체에 연결시켜 CD4 도움 세포에 침투한다. 거기서 그들은 극히 소수의 바이러스만 할 수 있는 일을 한다. 세포의 게놈에 자신을 등록하는 것이다. 이렇게 해서 더 이상 독자적으로 행동하지 않고 바이러스의 명령만 따르는 유전자 변형 도움 세포가 생겨난다. 이 세포는 바이러스의 인질이 된 상태에서 오직 한 가지 일만 한다. 또 다른 에이즈 바이러스를 만들어 내는 것이다. 이건 퍽 피곤한 작업이어서 세포는 곧 죽는다. 그러면 바이러스는 체내로 나와 다시 마음대로 조종할 수 있는 새로운 CD4 도움 세포를 찾아 나선다.

이처럼 감염자가 오랫동안 치료를 받지 않으면 우리는 모든 질병을 막을 면역 체계의 토대가 되는 CD4 도움 세포를 잃게 된다. 이건 곧 전쟁터에서 지휘관이 사라지는 일이나 다름없다. 앞서 설명한 것처럼, B 세포의 면역 반응을 제어하고, 면역 반응을 조절하고, 호중구를 전장으로 부르고, CD8 T 세포의 기능을 지원하는 것이 바로 CD4 도움 세포이다. 그런 지휘자가 없으면 면역 오케스트라의 연주자들은 각자 마음대로 연주하기 마련이다. 그러면 서로 다투고 삐걱거리면서 전체 앙상블이 무너진다. 게다가 이제는 무해한 병원체조차 생명에 위협적인 존재로 돌변한다. 곰팡이가 핀 빵, 옆에 앉아 있는 귀여운 고양이, 구순 포진에 걸린 사람의 키스, 이 모든 것이 한순간에 치명적인 것이 될 수 있다. 심지어 이미 몸속에 있는 병원체들조차 이때다 싶어, 여기저기서 난동을 부린다. 지금까지 얌전히 잠들어 있던 거대 세포 바이러스가 폐렴을 유발하고 시력을 손상시킬 수도 있다. 또한 대상 포진 바이러스는 숨어 있던 신경에서 봇물 터지듯 튀어나와 피부에 화끈거리는 물집을 수백 개씩 만든다.

그럼에도 우리의 면역 체계는 HIV에 용감하게 맞서 싸운다. CD8 킬러 세포는 바이러스에 포획된 CD4 도움 세포를 인식하고 죽인다. 그러나 바이러스는 변이를 일으키고 CD8 T 세포는 점점 지쳐 간다. 우리 몸이 항체를 만들어도 HIV의 외피는 너무 빠르게 변하기 때문에 항체도 곧 무용지물이 된다. 면역 체계가 드디어 목표점에 도달했다고 생각할 때마다, 토끼와 고슴도치 이야기와 비슷한 상황이 벌어진다. 다시 말해 바이러스가 벌써 결승점에 서서 〈나 여기 있어!〉 하고 외친다는 말이다. 애초에 상대가 안 되는 싸움이다.

HIV는 완치가 불가능하지만, 그사이 서구 사회에서는 충분히 관리할 수 있는 질병이 되었다. 게다가 바이러스 양이 일정 임계치 밑으로 떨어지면 HIV도 더 이상 타인에게 전파되지 않는다. 감염을 조기에 발견해서 항레트로바이러스 요법으로 적절히 치료하면 기대 수명도 정상에 가까워진다. 성관계 전에 이른바 〈노출 전 예방 요법PrEP〉을 복용하면 콘돔 없이도 감염을 피할 수 있으며, 약물과 콘돔을 둘 다 잊어버렸을 때도 성관계 후 몇 시간 내에 강력한 HIV 치료를 받으면 감염을 막는 데 도움이 된다. 긴급 상황에서 취할 수 있는 응급조치이긴 하지만, 평생 HIV 약을 복용하는 것보다는 가능하다면 애초에 감염을 피하는 것이 좋다.

그럼에도 현재 약 3천8백만 명이 HIV에 감염되었고, 2019년 에만 약 70만 명이 에이즈로 사망했다. 전체적으로는 HIV 팬데 믹이 시작된 이래 3천3백만 명 정도가 희생되었다. 이들은 대체 로 동아프리카와 남아프리카, 동유럽, 중앙아시아에 거주하는 남 성 및 여성, 그리고 어린이였다. 4H 그룹에 속하는 사람들이 아 니라, 효과적인 의약품에 대한 접근성이 떨어지는 지역에 사는 사람들이었다.

HIV의 효과적인 치료는 모든 사람에게 아직 요원한 꿈이다. 대적하기가 무척 힘든 병원체이기 때문이다. 원인 자체를 뿌리 뽑으려면 감염된 세포를 모두 제거해야 하는데, 바이러스가 무수 한 세포에 퍼져 있는 점을 감안하면 애초에 불가능한 일이다. 지 금까지는 단 두 번만 성공했다. 이 환자들은 치명적인 혈액암에 걸린 상태여서 살아남으려면 강력한 처치가 필요했다. 두 사람은 전신에 방사선 치료 또는 화학 요법을 받았다. 그 결과 면역 체계 는 크게 파괴되었다. 이어 줄기세포 이식이 이루어졌다. 바이러 스의 관문에 해당하는 수용체가 없는 새로운 세포들이었다. 둘 다 운이 좋았다. 바이러스와 암 모두 더는 발견되지 않았다. 사람 들은 이 상태를 〈완화〉라고 말한다. 완치는 아니지만 증상이 호 전 또는 거의 소멸된 상태라는 말이다. 다만 이 치료는 HIV와 혈 액암에 걸린 다른 환자들에게는 지금껏 성공하지 못했으며 HIV

양성 환자들을 위한 일상적인 치료법도 아니다. 위험할 뿐 아니라 죽음으로 끝날 때도 드물지 않기 때문이다.

혐오스러운 기식자: 기생충

우리는 병원체를 위험성뿐 아니라 혐오의 감정으로도 판단한다. 혐오 면에서 최악은 단연 기생충이다. 우리는 머릿니와 진드기, 벌레를 보면 끔찍해한다. 흉한 생김새와 이것들에 감염되었을 때 뒤따르는 사회적 격리 때문만이 아니라, 우리의 동반자인 이것들의 성가심 때문이기도 하다.

기식자는 바이러스학적 차원에만 있는 것이 아니다. 기생충에 대한 혐오감을 이해하고 싶다면 당신이 싫어하는 회사 동료를 생각하면 된다. 예를 들어 다른 동료에게 업무를 은근히 부담시키면서 자신은 성가신 일을 교묘하게 피하는 사람이다. 〈미안하지만 이 일은 Z 부서의 K 동료가 담당합니다. 그 사람한테 가서 물어보세요〉 또는 〈서비스업체의 목록을 엑셀로 작성해 주겠어요? 제가 갑자기 바쁜 일이 생겨서〉 하는 식이다. 이런 기식자는 쉽게 알아보지 못할 때가 더러 있다. 기식자는 주변 환경과 예민한 반응에 아주 기민하게 적응하기 때문이다.

회사 동료들이 처음엔 기식자를 그냥 지켜보는 것처럼 우리의 면역 반응도 일단 관대함을 보인다. 진드기와 옴, 벼룩처럼 주로 우리의 털과 피부에 사는 기생충에 대해서 말이다. 우리 몸 밖에 있다고 해서 외부 기생충이라 부르는 것들이다. 피부층이 수명을 다하면 그곳에 터널이 생긴다. 이런 곳은 죽은 조직이기에 면역 체계의 감시도 제한적이다. 물론 작은 생물들이 거기서 배설을 하거나, 알을 낳아 수많은 자손을 번성시키면 상황은 달라진다. 그럴 경우 면역 체계는 경보를 울린다. 피부가 가렵고 붉어지거나 건조해진다. 이제 피부 공동묘지 아래의 비만 세포가 미친 듯이 히스타민을 방출한다. 그에 대한 가시적이고 감각적인 반응이 바로 알레르기다. 아메바와 모든 종류의 벌레, 편모충처럼 우리 몸속에 기식하는 내부 기생충은 더 교묘하다.

예전에는 기생충으로 인한 피해가 상당했지만, 오늘날에는 대체로 그것들에 대한 통제가 가능하다. 물론 어린이는 여전히 위험해진다. 기생충이 아이의 몸에 둥지를 트는 일은 언제든 벌어질 수 있기 때문이다. 그 밖에 아프리카 사파리나 태국 해변, 마야 사원으로의 여행도 기생충에 감염될 가능성을 한층 높인다.

길을 잘못 든 기생충 — 촌충

여우 촌충은 흔히 〈촌충〉이라 불리는 에키노코쿠스의 아홉 가지 종류 중 하나로서, 숙주를 찾아 헤매는 기생충 무리에 속한다. 많은 기생충이 인간을 감염시키는 것은 인간이 훌륭한 숙주이기 때문이 아니라 기생충이 길을 잃고 헤매다 잘못 들어섰기 때문이다. 여우 촌충은 실제로 다음과 같은 것을 원한다. 다 자란 촌충을 창자 속에 품은 여우가 야생 딸기에 알이 든 똥을 싸고, 딸기

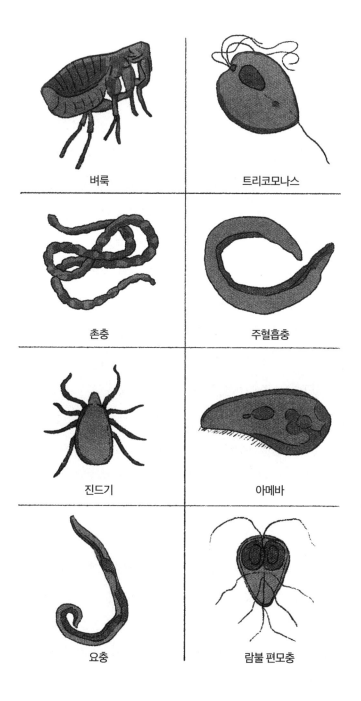

벼룩

트리코모나스

촌충

주혈흡충

진드기

아메바

요충

람불 편모충

를 간식으로 즐기는 쥐가 그것을 먹고, 촌충알은 이 작은 중간 숙주의 창자에 들어가 쥐의 힘을 빼고, 쇠약해진 쥐는 가까운 곳에 있는 여우에게 손쉽게 잡아먹힌다. 새로운 촌충들과 함께 말이다. 한마디로 포식자 숙주와 먹잇감 숙주의 완벽한 순환이다.

그런데 이제 어린 안나가 숲 가장자리로 가서 산딸기를 딴다. 빨갛고 탐스러운 과일을 따다 보면 도저히 맛을 보지 않고는 배길 수가 없다. 야생 딸기는 잘 씻어서 먹어야 한다는 엄마의 말이 떠올랐지만, 안나는 손으로 한 번 쓱 문지르는 것으로 충분하다고 생각한다. 이렇게 해서 여우 촌충은 딸기와 함께 곧장 안나의 배 속으로 들어간다. 어린 안나는 여우와 완전히 다른 방식으로 이 기생충을 다룬다. 여우 촌충에게 인간은 잘못된 숙주이다. 수년간 이 벌레알을 받아들인 적이 없기 때문이다.

벌레알은 몸에 들어오면 캡슐로 잘 보호된 채 숙주의 간에서 성장한다. 면역 체계도 눈치채지 못한다. 캡슐화되어 있고, 통증도 유발하지 않기 때문이다. 가끔 맹장염으로 병원에 입원했을 때 초음파에 의해 우연히 발견될 뿐이다. 그러다 캡슐이 깨지고 벌레가 복부로 흩어질 때야 비로소 우리 몸은 그 존재를 알아차린다. 그러면 안나의 면역 체계는 활성화되고 침입자에게 화력을 집중한다. 면역 반응은 IgE 매개로 이루어지는데, 비만 세포는 침략을 막기 위해 히스타민을 현장으로 급히 보낸다. 이후 모든 것이 빠르게 이루어진다. 면역 체계가 과도할 정도로 화력을 집중한다는 말은 결코 과장이 아니다. 특히 벌레가 복부 전체에 퍼지고 곳곳에 염증이 생기면 더더욱 그렇다. 간혹 담관이 막히는 간염이 발생하기도 한다. 안나는 변기 속의 하얀 대변을 발견하고 즉시 의사에게 달려간다. 의사는 누렇게 변한 안나의 피부를 보고 몇 가지를 검사한 뒤, 촌충알을 제거하려면 메스가 필요하다고 확신한다. 또 다른 문제를 야기하기 전에 기생충을 도려내는 처치가 최선이다. 안나와 의사에게는 성공적인 처치가 여우촌충에게는 최후의 일격이 된다. 길을 잃고 잘못 들어선 대가다.

악령의 질병 — 주혈흡충증

이것은 고대 이집트에서 아아병 또는 악령의 질병이라 불렸다. 다시 말해 악한 신들이 인간에게 내린 질병 중 하나라는 말이다. 여기서 〈아아〉는 〈인큐버스〉라는 악령이 밤중에 인간의 몸에 몰래 집어넣은 독의 씨앗이었다. 물론 오늘날 우리는 이 질병이 주혈흡충증임을 안다. 아무튼 아아병은 이집트에서 널리 퍼진 질병이었는데, 실제로 미라뿐 아니라 미라로 만들어지지 않은 시체에서도 발견된다. 주혈흡충은 길을 잘못 들어선 기생충이 아니라 원래 인체에 기생하는 벌레다. 하지만 걱정할 필요는 없다. 북해나 마요르카 해변에서 해수욕을 한다고 해서 감염되지는 않는다. 더 남쪽의 땅이나 고인 민물에서만 발생하는 질병이다.

　물론 그렇다고 주혈흡충증이 위험하지 않다는 뜻은 아니다. 오늘날에도 전 세계적으로 약 2억 5천만~3억 명을 감염시켜 매년 20만여 명의 목숨을 앗아 가는 위험한 질병이다. 이들의 생활 주기는 너무 복잡해서 어떻게 그런 문제를 일으킬 수 있는지 무척 궁금하다.

범인은 주혈흡충이다. 흡충이 낳은 알은 작은 달팽이의 의도치 않은 적극적인 도움 덕택에 민물에서 유충으로 성장한다. 그러다 물고기 같은 모양의 기생충이 되는데, 이들은 어린아이의 다리를 파고들길 좋아한다. 물론 여행 가이드북을 제대로 읽지 않아 조심하지 않은 성인 여행객도 그런 일을 피할 수 없다.

기생충은 일단 피부를 통과하면 혈류를 타고 창자와 간으로 이동하고 거기서 번식한다. 번식은 감염된 지 약 6~8주 만에 이루어지는데, 그 규모는 엄청나다. 하루에 최대 1천 개의 알을 낳을 수 있으니 말이다. 그 뒤 기생충은 장과 방광에 둥지를 틀고 염증을 일으킨다. 면역 체계가 처음으로 적극적인 반응을 보이기 시작하는 것도 이때다. 하지만 이미 늦었다. 주혈흡충에 감염된 사람이 호수에서 오줌을 싸면 작은 알들은 다시 물속에서 달팽이의 도움을 받아 성장한다. 생활 주기가 처음부터 다시 시작되는 것이다.

감염 직후의 초기 증상은 특이하지 않지만 이후에 혈변 같은 증상이 나타난다. 이렇듯 우리 몸은 강력한 경고를 보내고, 이로써 정확하게 진단이 가능하다. 이제 환자가 만성 주혈흡충증에 빠지고 주변 사람들을 감염시키기 전에 신속한 조처에 나서야 한다. 구충제는 감염 상태뿐 아니라 예방 차원에서도 충분한 효과가 있다. 그렇다면 이 병으로 인한 사망은 기생충의 위험도를 나타내는 것이 아니라 남반구 국가들의 의료 시스템 미비를 보여 준다고 할 수 있다.

고양이와 사랑에 빠진 기생충 — 톡소플라스마증

기생충 매개체가 세 마리의 귀여운 고양이를 키우는 우리의 다정한 이웃일 줄은 누가 상상이나 하겠는가? 물론 전적으로 고양이 주인들 때문에 독일에 사는 사람의 절반이 평생 한 번쯤 톡소플라스마증에 걸리는 것은 아니다. 게다가 톡소플라스마증에 걸린다고 해서 그리 위험한 것도 아니다. 톡소포자충이라는 기생충이 유발하는 이 질병은 건강하고 임신하지 않은 사람에게는 아무 문제를 일으키지 않는다. 우리는 자신도 모르게 감염되다 보니 고양이를 좋아하는 이 기생충에게 자연스럽게 면역이 된다. 톡소포자충은 간혹 숙주의 행동도 자신에게 유리한 방향으로 이끌어 가려고 하는 것처럼 보인다.

톡소포자충은 자신을 퍼뜨릴 기발한 아이디어를 개발했다. 숙주의 행동에 영향을 주는 것이다. 동물 실험에서 과학자들은 톡소포자충에 감염된 쥐가 놀라운 행동 변화를 보인 것을 발견했다. 고양이에 대한 본능적인 두려움이 사라진 것이다. 심지어 고양이 냄새에 매료되어 포식자의 주둥이 앞까지 서슴없이 걸어가기도 했다. 쥐가 포식자에게 스스로를 먹잇감으로 바친 것이다. 고양이와 기생충 사이의 놀랍고도 교묘한 공생이다. 그렇다면 톡소플라스마증은 일부 사람의 행동에도 영향을 끼칠까?

인간들은 일반적으로 이 감염에 잘 대처한다. 말이 나온 김에 덧붙이자면, 우리와 함께 사는 고양이들은 정기적으로 기생충 검사를 받는다. 고양이는 야생 쥐를 잡아먹을 때만 톡소포자충에 감염이 되는데, 인간에게 전파되는 경우는 드물다. 다시 돌아가, 이 감염은 이따금 뇌에 영향을 끼치기도 한다. 예를 들어 톡소포자충에 감염되면 불뚝성과 부주의, 망상이 생길 수 있다. 이는 여러 연구를 통해 증명되었다. 덴마크의 한 연구에 따르면 톡소포자충 감염과 망상 증상을 동반한 정신 분열증 사이의 관련성이 드러났다. 심지어 여성이 감염된 경우에는 자살률도 증가했다. 톡소플라스마증은 면역 체계가 약해진 사람, 예컨대 화학 요법을 받은 사람과 신생아, 임신부에게도 위험할 수 있다. 이런 사람들은 고양이를 쓰다듬을 때 조심해야 하고, 고양이를 키울 때 동물병원에 데려가 톡소플라스마증 검사를 받아야 한다. 정원 일을 할 때는 감염 가능성이 있는 고양이 배설물과 접촉을 피하기 위해 장갑을 끼는 게 좋고, 임신부는 임신 9개월 동안 고양이 배설물을 치우지 않는 것이 바람직하다.

다른 많은 기생충처럼 톡소포자충도 생존 가능성을 최대한 높이는 여러 가지 발달 형태를 개발했다. 빠른 번식을 가능케 하는 활성 형태, 톡소포자충이 장시간 눈에 띄지 않게 생존하는 휴면 형태, 그리고 불리한 조건에서도 알이 끈기 있게 새로운 숙주에게 섭취되길 기다리는 환경 안정적 형태가 그것이다. 끝으로 톡소포자충은 말라리아와 직접적인 연결 고리는 거의 없지만, 그 병원체의 가까운 친척이다. 그렇다면 이제 세계에서 가장 흔하고 치명적인 기생충 질병인 말라리아를 추적해 보기로 하자.

세 번째 골칫거리 — 말라리아

성경을 믿는가? 그렇다면 구약에 나오는 열 가지 재앙 가운데 말라리아가 떠오를지 모른다. 『출애굽기』에는 세상의 세 번째 재앙으로 인간과 동물을 공격하는 모기떼가 등장한다. 성서 이야기도 역사적 출처이기는 하지만, 사건이 발생한 지 수백 년 또는 수천 년 뒤에야 기록된 것이다. 역사적 사건이라고 해서 과학적으로 신뢰해야 하는 것은 당연히 아니다. 그런 기록 속의 이례적인 현상과 재앙은 그저 신의 강력한 작품으로 해석될 뿐이다. 그럼에도 그런 이야기가 실제 일어난 일, 즉 말라리아 전염병을 전하고 있을 가능성은 높다.

오늘날 〈말라리아〉라고 하면, 머릿속에 열대성 질병이라는 생각이 들 것이다. 그런데 옛날에는 유럽에도 말라리아가 존재했다. 열대열 말라리아는 로마 주변의 늪이나, 따뜻하고 습한 지역에서 발생했다. 물론 늪과 습지가 전반적으로 개간된 오늘날에는 그런 일을 상상하기 어렵다. 하지만 이제는 어쩌면 상상해야 할지 모른다. 기후 변화로 인해 유럽 일부도 모기 유충과 말라리아 원충, 그리고 그 가까운 혈족의 완벽한 부화 공간이 될 가능성을 배제할 수 없기 때문이다. 그사이 보고되지 않은 많은 사례를 포함해서 전 세계적으로 2억 명의 새로운 감염이 발생했고, 연간

약 150만 명이 말라리아로 사망하고 있다. 게다가 모기가 아프리카에서 출발하는 비행기를 타고 편안히 도착한다면, 프랑크푸르트 공항 주변에서도 얼마든지 말라리아 감염이 발생할 수 있다. 그나마 그런 식으로 들어오는 모기의 수가 얼마 안 되어 다행이다. 독일에서 치료받는 말라리아 환자는 대부분 해외에서 감염된 사람들이다.

열대 말라리아를 일으키는 말라리아 원충(열대열 원충)은 얼룩날개모기 암컷을 통해 전염되는 흔한 질병이다. 얼룩날개모기는 엉덩이를 높이 치켜들고 피를 빠는 것이 특징이다. 주변에 흔히 보이는 모기는 그렇게 하지 않고, 에이데스(일명 호랑이 모기)도 엉덩이를 들지 않는다. 호랑이 줄무늬로 쉽게 식별이 가능한 에이데스라는 모기는 기생충을 전파하지는 않지만, 뎅기열과 지카열, 치쿤구니야열을 야기하는 고약한 바이러스들을 옮긴다. 말라리아는 불규칙한 간격으로 고열을 일으키는데, 그 때문에 환자의 병력을 주의 깊게 조사하는 일은 무척 중요하다. 그런 증상이 있을 경우에 진단 의사는 환자에게 열대나 아열대 지역에 머문 적이 있느냐고 물어보아야 한다. 그래야만 병원체의 정체를 정확히 알아낼 수 있다. 말라리아 발병 지역을 방문한 뒤에 고열이 난다면 대개 말라리아를 의심할 수밖에 없다. 현미경으로 굵은 핏방울을 세 번 이상 살펴보았는데도 말라리아 병원체가 검출되지 않을 경우에만 다른 방법을 동원해야 한다.

말라리아 원충의 증식 과정에서는 고열이 발생한다. 말라리아 원충에 감염된 모기는 일단 사람의 피부에 침을 꽂은 다음 타액과 함께 원충의 작은 유충을 모세 혈관 속으로 흘려보낸다. 이 포자 소체는 간세포를 감염시킨 뒤 분열 소체로 성장한다. 그러다 숙주 세포가 파괴되면 다량의 분열 소체를 혈류로 방출한다. 분열 소체는 여기서 적혈구에 달라붙어 성장을 이어 간다. 분열 소체는 이 상태에서도 계속 자라기 때문에 동일한 일이 재차 일어난다. 혈구가 파열되면서 분열 소체가 방출되는 것이다. 이때 적혈구의 손실이 커지면 생명이 위험할 수도 있다. 따라서 이제 면역 체계도 활성화된다. 그것의 방어 반응이 바로 발열이다. 그와 동시에 이 기생충의 암컷과 수컷의 모세포가 만들어지는데, 이것들은 다른 얼룩날개모기가 물 때 인간의 피에서 모기의 몸으로 옮겨 가고, 거기서 데이트를 즐기며 다시 새로운 알을 낳는다.

여기서 문제점은 열이 나는 동안에는 분열 소체를 감지하기 어렵다는 것이다. 그렇다면 혈구에서 잡아야 한다. 아직 명확하게 해를 끼치지 않을 때 잡아야 한다는 말이다. 이 단계에서만 한 방울의 혈액에서 다량의 분열 소체를 현미경으로 확인할 수 있다. 그러려면 혈액을 물과 섞어야 한다. 그래야 적혈구가 파열되어 분열 소체가 보인다.

독일의 학교 수업에서는 말라리아를 거의 다루지 않는다. 다만 불리한 유전자 변이의 이점을 설명하려고 〈낫 모양 적혈구 빈혈〉을 예로 들 때 살짝 스쳐 지나가듯이 언급하고 만다. 그러니까 낫 모양 적혈구 빈혈은 한편으로는 빈혈을 일으켜 혈액 내 산소

부족을 유발하지만, 다른 한편으로는 그 특이점으로 인해 중증 말라리아의 진행을 막는 효과가 있다는 것이다. 이것의 정확한 메커니즘은 자세히 알려져 있지 않다. 다만 교과서는 자연 선택의 이점을 강조하면서, 나쁜 것도 어떤 때는 좋은 점이 있다는 증거로 삼는다.

오늘날 말라리아는 쉽게 예방할 수 있다. 이를 화학 요법 또는 노출 전 예방이라고 하는데, 고전적인 수단으로는 모기장이나 모기약이 있다. 게다가 일단 감염이 되어도 예전에 주로 사용하던 기나나무 껍질보다 더 적합한 약물들도 있다. 기나나무 껍질에 함유된 퀴닌은 혈액 내 병원체에 탁월한 효과를 보인다. 말라리아 병원체는 적혈구에 있는 동안 헤모글로빈을 분해해서 에너지를 얻는다. 이때 독성 물질이 생겨나는데, 병원체는 이것을 빠르게 무독성 형태로 가공한다. 이런 식의 독성 물질 전환을 퀴닌이 방해한다. 퀴닌으로 인해 말라리아 병원체는 에너지를 얻는 과정에서 갑자기 치명상을 입는다.

한편 퀴닌 추출물은 굉장히 쓰기 때문에, 영국 식민 통치자들은 이 활성 성분을 탄산수에 녹여 진과 섞어 먹는 방법을 생각해 냈다. 이렇게 해서 진토닉이 탄생한 것이다. 실제로 진토닉에는 매일 마시면 말라리아를 효과적으로 예방할 수 있을 만큼 충분한 퀴닌이 함유되어 있었다. 지금 그 방법을 따라 하고 싶은 마음이 들지 모르겠지만, 그 전에 알아야 할 내용이 있다. 오늘날의 토닉에는 거의 모든 사람에게 해가 되지 않도록 퀴닌 함유량이 제한

되어 있다. 그렇다면 아무리 진토닉을 많이 마셔도, 얼룩날개모기의 감염으로부터 우리를 지킬 수 있을 만큼의 퀴닌을 섭취할 수는 없다. 진토닉을 즐겨 마신다는 영국 여왕은 이 사실을 알고 있을까?

말라리아의 위험성 때문에 많은 과학자가 모기를 박멸하거나 최소한 감염을 막는 방법을 고민하고 있다. 예전에는 분란의 소지가 있는 살충제 DDT로 모기를 퇴치하는 방법을 생각해 냈지만, 요즘은 모기가 더는 질병의 매개체 역할을 할 수 없도록 유전자 변형 모기의 번식을 고려하고 있다. 물론 여기엔 윤리적 문제와 환경적 문제가 뒤따른다. 그런 개입으로 인한 장기적인 영향은 결코 알 수 없기 때문이다. 하지만 불확실성도 감수해야 할 만큼 그 위험은 커 보인다. 그와 병행해서 과학자들은 백신 연구에도 박차를 가하고 있다. 백신의 실험 결과는 퍽 만족스럽다. 다만 한 가지 문제가 있다. 우리 몸이 면역 반응과 면역 기억을 만들어 낼 만큼의 소량만 인간에게 주입하려면 말라리아 원충의 순수 형태가 제공되어야 한다는 것이다. 이 과제는 이미 달성되었지만, 말라리아 예방 접종이 전면적으로 실시되려면 아직 갈 길이 멀어 보인다.

아름답지만 위험한 균류

현미경으로 보면 놀랍도록 아름다운 균류가 많다. 어떤 건 하얀 설탕을 뿌린 전나무 숲 같고, 어떤 건 짙푸른 해초 같고, 어떤 건 꽃가루를 나르는 온화한 바람결 같고, 또 어떤 건 오렌지 묶음 같다. 그러나 이 아름다움은 치명적일 수 있다.

모든 병원체 중에 동식물과 가장 유사한 것이 균류다. 이들은 진핵생물에 속하며, 따라서 세포핵과 세포막이 있다. 세포막 속에는 대략적으로 인간 세포의 콜레스테롤과 비슷한 에르고스테롤이 있다. 콜레스테롤은 반드시 해로운 것이 아니며 심지어 생명에 필수적이다. 콜레스테롤은 모든 세포막에서 가공된다. 콜레스테롤과 에르고스테롤 사이의 미세한 차이 덕분에 우리에게는 에르고스테롤만 처리할 수 있는 기회가 생긴다. 콜레스테롤에는 해를 끼치지 않는 약물로 그것을 퇴치할 수 있기 때문이다. 균류는 무척 다양한 염색이 가능한 만큼이나 형태도 다양하다. 세 가지 주요 그룹은 효모와 곰팡이, 피부 사상균이다.

균류가 피부나 점막에 달라붙으면 대체로 크게 문제가 되지 않는다. 균류의 표피 감염은 일반적으로 쉽게 치료할 수 있다. 당연히 우리의 피부와 창자에도 일부 균류가 산다. 문제는 균류가

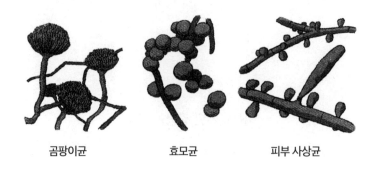

곰팡이균   효모균   피부 사상균

얼마나 많은 양으로 어떤 곳을 공격하느냐이다. 만일 균류가 피부에서 조직으로 파고들어 시스템을 공격하면 때로 치명적인 위험이 될 수도 있다. 예를 들면 면역 체계가 제대로 작동하지 않을 때 말이다. 이러한 침투는 우리의 첫 번째 방어 부대인 피부 박테리아 군집이 제 기능을 못 하고 곰팡이를 격퇴하지 못할 때 성공한다. 다행히 피부에 상주하는 박테리아는 이런 용도에 아주 적합하다. 다만 면역 체계가 약화되면 전투력은 제한된다. 이전에 복용한 항생제도 문제가 될 수 있다. 항생제는 몸속의 위험한 박테리아 병원체에만 작용하는 것이 아니라, 좋은 박테리아든 나쁜 박테리아든 우리 몸속과 피부에 존재하는 모든 박테리아종을 무차별적으로 박살 내기 때문이다.

빵만 만드는 것은 아니다 — 효모

효모균 칸디다 알비칸스는 원래 우리 몸속과 몸 위에 상주하는 무해한 동반자다. 대다수 사람의 피부와 점막에 이 균이 있다는 말이다. 이들은 가급적 햇빛이 닿지 않고, 따뜻하고 습한 곳을 좋아한다. 평소에 무해한 칸디다균도 너무 많이 증식해서 퍼지면 피부 발적과 농포, 비듬, 또는 백태를 유발한다. 피부의 자연 박테리아 군집이 교란되고 평소의 약산성 환경이 바뀌었다는 신호다. 원인은 정확히 모른다. 다만 피부 환경의 변화, 약화된 면역 체계, 스트레스, 특정 약의 복용, 호르몬 변화가 칸디다균 감염에 관여하는 것으로 추정된다. 퇴치 방법은 의외로 간단하다. 칸디다균이 좋아하지 않는 환경으로 바꾸어 주면 된다. 습한 곳을 자주 말리고, 차가운 공기를 쐬고, 햇볕을 쐬는 것이다. 경우에 따라서는 균류를 박멸하는 항균제를 복용하기도 한다.

우리 모두는 다른 맥락에서 효모를 안다. 밀가루 반죽을 부풀어 오르게 하는 팽창제나 알코올음료의 발효제로 쓰는 균류들이다. 이들 효모와 칸디다 알비칸스는 한 가지 공통점이 있다. 바로 모두 설탕을 분해 산물로 전환하기 때문에, 혈당 수치가 높은 당뇨병 환자는 균류 감염에 취약하다는 점이다.

파라오의 저주 — 곰팡이

흔한 누룩곰팡이의 일종인 〈아스페르길루스〉는 들어 본 적 없어도, 〈파라오의 저주〉는 들어 봤을 것이다. 이 곰팡이는 1922년 이집트 룩소르 인근에 있는 왕들의 계곡에서 투탕카멘 왕의 묘가 발견된 후에 세계적인 명성을 얻었다. 영국의 이집트학자 하워드 카터가 무덤 내부의 어마어마한 보물과 연결된 작은 구멍을 연 뒤로, 고대 이집트 열풍만 분 것이 아니라 치명적인 저주에 관한 소문도 빠르게 퍼졌다. 우선 무덤 개봉 직후에 이 발굴의 자금줄 노릇을 하던 카나번 경이 사망했다. 이후 10년에 걸쳐 발굴 팀 스물여섯 명 중 여섯 명이 연이어 죽음을 맞았다. 카터는 죽지 않았지만, 저주에 관한 이야기가 탄생하기에 충분했다. 이 소문의 과학적 실체를 밝히기 위해 병리학자들이 나섰다. 결국 아스페르길루스가 결정적인 역할을 했다는 사실이 밝혀졌다.

곰팡이균이 우리를 병들게 할 수 있다는 것은 널리 알려져 있다. 공공 의료 정책 담당자가 음식물과 거실, 그리고 환기가 잘 안되고 습도가 높은 공간에서 쉽게 번지는 곰팡이를 경고하지 않고 넘어가는 해는 없다. 그런데 질병을 일으키는 것은 사실 곰팡이 자체가 아니라 그 대사산물인 곰팡이 독소다.

오해를 피하기 위해 확실히 해두자면, 모든 곰팡이 독소가 해롭지는 않다. 이는 가장 중요한 천연 항생제인 페니실린이 푸른 곰팡이 페니실륨 노타툼에 의해 생성된다는 사실만 봐도 알 수 있다.

이제 곰팡이균 가운데 아주 고약한 대표자들로 돌아가 보자. 오래된 빵에서는 아스페르길루스 푸미가투스가 피어 있는 것을 어렵지 않게 확인할 수 있다. 짙은 연기 같은 녹청색의 식품 곰팡이다. 음식물 위에 카펫처럼 깔려 있는 이 곰팡이균은 음식의 맛과 모양을 바꾼다. 사람들은 억지로 먹어야 할 경우가 아니면 굳이 이런 음식을 먹지 않는다. 다만 아직 겉으로 드러나지 않은 상태라면 크게 문제되지 않는다. 이 곰팡이에 의해 생겨난 독소는 거의 위험하지 않다. 그럼에도 잼처럼 설탕으로 절였거나 딱딱한 치즈처럼 소금에 절인 후 건조한 것이 아니라면, 곰팡이가 난 식품은 폐기해야 한다. 아스페르길루스 푸미가투스는 주변 공기 속에 상시적으로 존재한다. 면역력이 저하된 환자가 이 균에 집중적으로 노출되었을 때 종종 치명적인 전신 감염으로 이어질 수 있다.

검은곰팡이 아스페르길루스 니게르는 식품 곰팡이보다 더 위험하다. 히터와 가구 뒤, 혹은 물건으로 막힌 방구석이나 벽지 뒤에 숨어 있어 발각되지 않을 때가 많은데, 이런 식으로 사람들의 공격을 피해 질병을 유발하는 독소를 지속적으로 만들어 낸다. 특히 선천적으로 호흡기가 약한 사람은 아스페르길루스 니게르로 인한 호흡기 질환에 자주 걸린다. 이 곰팡이는 환기가 잘되지 않는 방에서 번성하기 때문에 잦은 환기야말로 가장 좋은 퇴치 방법이다.

아스페르길루스 플라부스도 잠재적으로 위험한 곰팡이다. 암을 유발할 수 있는 곰팡이 독소 아플라톡신을 만들어 내기 때문이다. 자연에서 흔히 볼 수 있는 이 노란색 곰팡이는 현미경으로 보면 아주 작은 민들레처럼 생겼다. 번식 방법도 민들레와 비슷하다. 공기를 타고 멀리까지 날아가는 포자로 번식한다. 곡물과 말린 옥수수, 땅콩, 피스타치오처럼 지방 및 녹말이 많은 씨앗을 특히 좋아하고, 이런 음식을 통해 우리 몸으로 들어온다. 허약한 환자는 이 균의 발암 작용으로 간암에 걸리는 빈도가 평균치를 뛰어넘을 뿐 아니라 다른 치명적인 결과로 이어질 수도 있다.

냄새나는 발 ― 무좀

공중목욕탕의 단골손님은? 그렇다, 무좀이다. 무좀에 걸리면 처음에는 발가락 사이가 가렵고 붉어지다가, 나중에는 물집이 생기고 피부가 허옇게 변하거나 짓무르고 각질이 벗겨진다. 무좀을 일으키는 것은 피부 사상균(피부 진균)이다. 그중 가장 널리 알려진 것이 적색 백선균이다. 현미경으로 보면 전혀 해로워 보이지 않는데, 여러 마디로 이루어진 길쭉한 실 모양으로 지렁이를 연상시킨다. 백선균은 유리한 환경이 조성되면 점점 커진다. 피부 위의 발적 현상이나 갈라진 각질을 통해 알 수 있다. 이 균은 따뜻하고 습한 환경을 선호하기에 최적의 서식지는 발가락 사이다. 누구도 이 병원체로부터 안전할 수 없다. 맨발이 닿는 곳이면 어디든 무좀균과 접촉할 수 있다. 수영장이나 목욕탕의 발 소독기도 별 소용이 없다. 피부에 아주 집요하게 달라붙은 무좀균은 열악한 조건에도 문제없이 대응하기 때문이다.

여기에는 오직 한 가지만 도움이 된다. 발의 환경을 사막처럼 건조하게 유지하는 것이다. 따라서 맨발로 다니면 무좀균과의 접촉 가능성이 커지기는 하지만, 역설적이게도 건조한 발을 유지한다는 점에서는 이점이 있다. 반면 한여름에도 운동화를 신고 다니는 10대들의 발은 무좀균의 이상적인 서식처다. 특히 당뇨병 환자는 무좀을 조심해야 하는데, 당뇨병은 피부 손상에 아주 예민하기 때문이다. 과체중 환자도 경계를 늦추어서는 안 된다. 남들보다 땀을 많이 흘리고, 손발의 혈액 순환이 원활하지 않고, 방어력이 약할 때가 많기 때문이다. 이런 사람들은 무좀에 걸리면 즉시 족부 전문의를 찾아가야 한다. 그것이 무좀을 제대로 알고 치료할 수 있는 방법이다.

5장
면역 결핍

세상 이치가 그렇듯, 우리는 무언가를 잃어버렸을 때야 비로소 그것의 소중함을 깨닫게 된다. 면역 체계도 마찬가지다. 면역에 결핍 현상이 생기면 그제야 우리는 면역 체계가 구성원 하나하나의 조화로운 협연으로 이루어진 오케스트라라는 사실을 알게 된다.

면역 결핍의 경우 면역계의 일부 또는 전체가 교란되고, 때로는 심각하고 치명적인 결과를 초래한다. 그런데도 지금까지 알려진 350가지가 넘는 면역 결핍증 중 대부분은 아직 제대로 연구조차 되지 않고 있다. 증상과 유전적 위치는 정확히 알려져 있지만, 원인을 모르기에 적절한 대응책은 수립되지 않는다. 그 이유는 대부분의 면역 결핍이 극소수 사람에게만 나타난다는 사실과 관련이 있다. 따라서 희귀 질환을 위한 연구비 지원은 거의 없는 실정이다.

플라스틱 버블 속의 소년: 몸속에 방위군이 없을 때

우리 몸에 면역 체계가 없다고 생각해 보라. 바깥에 도사리는 온 갖 위험을 고려하면 그런 삶은 상상하기 어렵지만 그럼에도 가끔 은 그런 삶이 존재한다. 많은 사람에게 알려진 면역 결핍증은 드 물다. 다만 중증 복합 면역 결핍증은 예외다. 남자아이에게만 찾 아오는 이 총체적 면역 결핍증은 1976년에 제작된 존 트라볼타 주연의 영화 「플라스틱 버블 속의 소년 The Boy in the Plastic Bubble」 으로 세간의 주목을 받았다. 1971년에 태어난 데이비드 베터의 이야기를 다룬 영화였다.

그 소년은 선천적으로 면역력이 없어 13년이라는 짧은 생애 동안 무균 상태의 플라스틱 버블 속에서만 생활했다. 그러다 1983년에 치료 가능성이 최초로 열리면서 누나의 골수를 이식받 았다. 그런데 그게 오히려 문제였다. 기증자의 혈액에서 미처 발 견되지 않은 엡스타인바 바이러스에 감염된 것이다. 대부분의 사 람에게는 위험하지 않은 바이러스이지만 자기 몸을 지킬 면역력 이 없는 데이비드에게는 치명타였다.

물론 영화는 그것을 보여 주지 않았다. 관객들에게 심각한 질 병에도 매력적이고 사랑받는 청년으로 성장할 수 있다는 믿음을 심어 주고자 했다. 현실을 있는 그대로 드러내는 것은 너무 절망 적이었을 것이다. 실제로 데이비드는 고립감으로 괴로워할 때가 많았다. 죽어 갈 때가 되어서야 부모의 품에 안겨 처음으로 입맞 춤을 받았고, 공기의 숨결을 느꼈으며, 세상에 얼마나 많은 것이 있는지 보았다.

면역 결핍증이 당사자의 삶에 항상 그렇게 심대한 영향을 미치는 것은 아니지만, 오랫동안 대응 방법이 별로 없던 전신성(全身性) 질환임은 분명하다. 최근에는 치료 옵션이 다양해졌다. 특히 유망한 접근 방식은 유전자 치료법으로 보인다.

원칙적으로 면역 결핍은 면역계의 한쪽 계통에만 영향을 미치거나, 아니면 양쪽 계통 모두에 영향을 미친다. 앞서 우리는 세포성 면역 반응과 체액성 면역 반응을 구별했다. 그렇다면 면역 결핍에도 두 가지 종류가 있다. 하나는 특정 면역 세포가 작동하지 않거나 서로 협업하지 않는 면역 결핍이다. 다른 하나는 항체를 만들지 않는 면역 결핍이다. 여기에는 세 가지 치료 방법이 있다. 줄기세포 치료, 면역 글로불린의 지속적 투여, 장기간의 항생제 투여를 통한 보조 치료가 그것이다. 거기다 위에서 언급한 유전자 치료법이 추가된다.

오늘날의 유전자 치료법은 이전의 방법들보다 훨씬 정확하다. 정밀한 유전자 가위가 사용되기 때문이다. 예를 들어 우리가 알고 있는 면역 결핍의 경우에 출생 후 유전자 가위를 이용해서 조혈 줄기세포를 잘라 내고, 벡터*로 면역 체계 일부를 손상된 유전자에 삽입할 수 있다. 이 크리스퍼 유전자 가위 기술은 완전히 새로운 접근 방식인데, 개발자 에마뉘엘 샤르팡티에와 제니퍼 다우

---

* 어떤 유전자를 하나의 생물에서 다른 생물로 이식할 때 그 유전자를 운반하는 역할을 하는, 자율적 증식 능력을 지닌 DNA 분자.

드나는 그 공로로 2020년 노벨 화학상을 받았다.

그러나 거기까지 가는 길은 멀었다. 분자 생물학은 특정 유전자의 기능을 이해하기를 오랫동안 갈망해 왔다. 수년 동안 그것을 알아낼 수 있는 방법은 유전자에 작은 변화(돌연변이)를 일으켜서 그 결과를 지켜보는 것이 유일했다. 그런데 무척 번거로운 일인 데다 별로 정확하지도 않은 방법이었다. 돌연변이를 일으키는 요인이 무엇인지 항상 명확하지 않았기 때문이다. 이때 앞서 언급한 두 명의 생화학자가 새로운 방법으로 이 문제를 해결했다. CAS9라는 단백질에서 올바른 결론을 도출해 낸 것이다. 그들은 임의로 선택한 위치에서 DNA를 자른 다음 거기다 다른 유전자 조각을 끼워 넣을 수 있다는 사실을 알게 되었다. 이론적으로는 이 방법을 통해 맞춤형 아기를 만들 수 있는 가능성도 얼마든지 있었다.

이로써 흥미로운 전망이 생겼다. 이제는 어떤 환자도 더 이상 플라스틱 버블에서 고립된 상태로 지낼 필요가 없게 되었다. 윤리적으로는 받아들이기 어려운 일일 수 있지만, 개인 맞춤형 의료가 성공의 열쇠라는 사실은 점점 더 분명해지고 있다. 면역 결핍에 대한 고무적인 전망이다. 그러나 유전자 가위에는 아직 윤리적으로 설득력 있는 기준이 마련되어 있지 않다. 왜냐하면 지금 상태로는 나쁜 질병을 치료하거나 처음부터 피할 목적으로만 사용될 뿐 아니라 최적화된 인간이나 임의로 설계된 인간도 만들 수 있기 때문이다.

선을 넘지 마!: 후천성 면역 결핍증

선천성 면역 결핍증 외에 후천성 면역 결핍증도 있다. 전자가 항상 유전적으로 결정된다면 후자에서 유전적 소인은 부수적 역할 밖에 하지 않는다. 후천성 면역 결핍증에는 HIV 바이러스 감염 뿐 아니라 특정 암, 혹은 장기 이식과 관련해서 의도적으로 유도된 면역 결핍도 포함된다.

HIV 바이러스에 감염되면 CD4 T 세포가 파괴된다. 그 결과 세포성 면역 체계는 일부 제 기능을 잃고, 그와 함께 일종의 도미노 현상처럼 면역 반응의 조정자도 사라진다. 그럴 경우엔 무해한 감염도 무척 위험해질 수 있다. 신종 질환 에이즈가 많은 사람을 덮친 1980년대부터 후천성 면역 결핍증에 대한 연구가 광범하게 이루어졌다. 그 덕분에 면역학자들은 다른 T 세포의 결함 문제에 대해서도 답을 얻었을 뿐 아니라 면역 체계의 전반적인 작동 방식에 대해서도 더 많이 알게 되었다.

암 질환 중에도 면역 체계에 영향을 미치는 암이 있다. 흔히 백혈병이라 불리는 특수 혈액암이 그렇다. 백혈병이라는 이름이 붙게 된 데에는 이유가 있다. 면역 체계의 특정 세포는 인간 혈액의 필수 구성 요소인 백혈구에 속하는데, 이 질환에 걸리면 혈액이 희게 변한다. 혈액 내에서 백혈구의 수가 폭증하기 때문이다. 그건 백혈구에 속하는 T 세포와 B 세포 역시 이상 증식을 한다는 말이다.

B 세포 백혈병을 예로 들어 이 질병의 경과를 설명하면 쉽다.

우리는 B 세포의 임무를 기억하고 있다. 그것들은 항체 형성을 담당한다. 효과적으로 특수 임무가 수행되려면 B 세포 내에서 작은 조정, 즉 돌연변이가 영구적으로 허용되어야 한다. 그렇다면 B 세포는 공식적으로 승인된 변경의 달인이다. 이건 우리 몸의 타협이다. 위험한 외부 침입자의 구조를 최대한 정확하게 식별할 수 있도록 B 세포가 이런 구조를 기억하고 해당 항체를 개발할 수 있게 하는 것이다.

그런데 이 변화가 병적일 경우에도 우리 몸은 B 세포가 그냥 계속 자기 일을 하고 있다고 믿는다. 하지만 B 세포 백혈병에서는 이미 한참 전에 다른 상황이 펼쳐지고 있다. B 세포가 한도를 벗어나 통제할 수 없을 만큼 증식한 것이다. 이런 형태의 백혈병은 어린아이에게 자주 발생한다. 그러면 조혈(造血) 과정에서 섬세한 균형이 흔들리기 시작하고, 결국에 많은 B 세포가 다른 백혈구와 공간을 놓고 싸우면서 성숙한 적혈구와 혈소판이 부족해진다. 이 병에 걸리면 피가 멈추지 않는 경향이 점점 심해진다. 혈액 응고를 담당하는 혈소판이 부족하기 때문이다. 또한 피로감도 점점 강해진다. B 세포가 몸 안에서 많은 자원을 사용함으로써 몸이 전반적으로 매우 허약해지는 것이다.

백혈병이 특히 다루기 어려운 이유는 변질된 B 세포가 스스로 복제할 뿐 아니라 자기 속에 걷잡을 수 없는 증식에 대한 치명적인 잘못된 정보를 갖고 있기 때문이다. 여기서도 유전자 가위는 유망한 접근 방식이 될 수 있다. 하지만 지금까지는 집중적인 화학 요법과 방사선 치료, 경우에 따라 건강한 줄기세포의 골수 이식이 표준 요법이다. 생명을 구할 수는 있지만 불쾌한 부작용이 상당히 따르기도 한다.

코스마스와 다미아누스: 면역학적 부작용

나는 셰어 하우스에서 나온 지 10년 뒤 에센 대학 병원에서 일했다. 루르 지방 한가운데에 위치한 에센은 굉장히 아름다운 도시라고 할 수는 없지만 상당히 매력적인 도시로, 이곳의 수호성인은 코스마스와 다미아누스다. 나는 거리를 산책할 때마다 그들을 만났는데, 가장 기억에 남는 것은 시청 정문 앞의 동상이다. 뜬금없이 이런 말을 하는 이유가 있다. 전설에 따르면 두 사람은 면역 체계와 관련이 많기 때문이다. 코스마스와 다미아누스는 3~4세기 전환기에 로마 황제 디오클레티아누스 시대의 의사였다. 여러 버전의 이야기가 있다. 그중 하나는 두 사람이 역사상 최초로 이식 수술을 시도한 의사라는 것이다. 천사들에 둘러싸인 채 잠들어 있는 병자의 썩은 다리를 잘라 낸 다음, 다미아누스가 방금 죽은 사람에게서 잘라 낸 건강한 새 다리를 붙여 주었다고 한다. 이 이야기가 사실이라면 환자가 수술 과정에서 살아남았을 가능성은 희박하지만, 아이디어만큼은 획기적이다. 그런 뜻을 기리며 1413년부터 빈의 성 슈테판 대성당에 두 사람의 유해가 보관되고 있을 뿐 아니라 에센을 넘어 빈 의과 대학의 수호성인이 되었다.

장기나 조직을 이식할 때는 외과 의사 외에 면역학자가 필요한 경우가 많다. 특히 타인에게서 장기를 이식받을 때는 항상 그렇다. 면역 체계가 잠재적으로 위험한 외부 구조를 인식하고, 그로써 신체를 보호하는 데 특화되어 있다는 사실은 이미 알려져 있다. 우리의 생명을 지키는 이 시스템이 장기 이식을 극도로 어렵게 한다. T세포와 항체는 이식된 장기가 우연히 우리의 유전자와 동일한 것이 아닌 이상, 타인의 조직을 무자비하게 공격한다. 이는 주로 앞서 설명한 인간 백혈구 항원인 HLA 때문이다.

따라서 의사들은 장기 이식이 가능하도록 여러 가지 방법을 찾는다. 첫째, 좁은 의미에서 우리 몸이 이식된 장기로 여기지 않는 임플란트, 즉 인공 대체물을 개발한다. 둘째, 자가 이식, 그러니까 자기 몸의 다른 부위에 있는 조직을 활용한다. 셋째, 유전적으로 동일한 장기를 기증해 줄 수 있는 일란성 쌍둥이가 있어야 한다. 이런 행운은 극소수 사람에게나 가능한 일이다. 대부분은 다음 네 번째 방법에 해당한다. 유전적으로 최대한 유사한 기증자를 찾는 것이다.

유전 형질의 유전적 특성 때문에 이런 수색은 늘 가까운 가족 내에서 시작되는데, 사실 모래에서 바늘 찾기나 다름없다. 혈액형 체계와 HLA 분자에 대해 어느 정도 알고 있는 사람이라면 그게 얼마나 어려운지를 짐작할 수 있을 거라 믿는다. 상상할 수 없을 만큼 무수한 조합으로 인해 적합한 장기 기증자를 찾는 작업은 항상 타협으로 이어질 수밖에 없다. 그러니까 대체로 이상적인 해결책에 가장 근접한 것을 선택할 수밖에 없다는 말이다. 이를 위해서는 개인적인 참여가 필요하다. 오늘 당장 장기 이식 관리 센터 같은 곳에 잠재적 기증자로 등록하는 것이 가장 바람직하다. 여기서는 이식자와 기증자의 기본 정보를 수집해 가장 적합한 조합을 맺도록 해준다.

적절한 기증자를 찾으면 수혜자의 면역 체계는 하향 조정되어야 한다. 이를 면역 억제라고 부른다. 면역 체계가 정상적으로 기능할 수 없도록 만드는 것이다. 그런데 면역 억제제는 특이적 약물이 아니다. 이식된 장기에 대한 거부 반응만 저지하는 것이 아니라 전체 면역 체계의 기능을 떨어뜨린다. 면역 억제는 항상 양극단 사이의 균형을 잘 살펴야 하는 위험한 시도다. 이식 장기에 대한 거부 반응을 막는 동시에 박테리아와 바이러스, 균류, 기생충으로부터 몸을 보호하려면 어떻게 해야 할까? 신중에 신중을 기할 수밖에 없는 문제다. 특히 이식 직후에는 급성 면역 반응을 막아야 한다. 그 때문에 면역 체계는 매우 강하게 억제된다. 그러다 시간이 지나면 이 인공적인 면역 약화는 서서히 완화된다.

줄기세포를 이식할 때는 또 다른 위험이 따른다. 거부 반응은 수혜자 쪽에서만 일어나는 것이 아니라 기증자 쪽에서도 일어날 수 있기 때문이다. 그럴 경우 기증자의 자율 면역 세포가 수혜자의 몸에 반기를 든다. 이식된 장기에 있는 T 세포는 일반적으로 새 환경에 잘 적응하지만, 간혹 이질적인 몸과 어울리지 못하고

방어전을 펼치기도 한다. 이것을 〈이식편 대 숙주 반응〉이라고
한다. 따라서 일반적인 조직 특성상 예후가 매우 좋을 것으로 보
이는 줄기세포 이식도 몹시 위험할 수 있고 반드시 치료가 이어
져야 한다.

결국 이것이 말해 주는 것은 한 가지다. 이식을 할 수밖에 없도
록 만드는 질환은 얼마나 심중한가? 다른 치료 방법이 보이지 않
을 때에야 면역학적 부작용을 감수할 각오를 해야 한다.

6장
과민성 면역 반응

정말 심각한 질환에 대한 이야기가 끝나자 다음 주제는 한결 더 받아들이기 쉬운 문제처럼 느껴졌다. 마르쿠스가 매년 봄에 어떤 몰골이 되는지 제때 기억해 내지 못했다면 말이다. 그는 봄이 되면 꼭 필요한 일이 아니면 자기 방에서 한 발짝도 나올 생각을 하지 않았다. 나는 그런 그를 이해했다. 마르쿠스는 12개월 중 2개월 동안 늘 눈이 충혈되고 콧물을 흘리고 코맹맹이 소리를 내는 괴물로 변했다. 지독한 꽃가루 알레르기 때문이었다.

에취!: 알레르기

5월이 되면 알레르기의 시절이 시작된다. 여기저기서 꽃이 피고 햇볕이 화창하게 내리쬐면서 눈과 코가 가려워진다. 이 고문은 몇 주간 계속된다. 콧물이 흐르거나 코가 막히고, 눈이 붉어지거나 따끔거리고, 눈물이 나고, 때로는 코점막과 눈꺼풀이 부어오르기도 한다. 밖에 나가지 않으면 고통이 가라앉고 비가 내리면 한결 편해진다. 가장 흔한 알레르기 중 하나인 꽃가루 알레르기 이야기다. 독일에서는 이 질환을 건초 알레르기라고도 하는데, 이 명칭은 틀리기도 하고 맞기도 한다. 재채기를 유발하는 것은 건초만이 아니기 때문이다.

알레르기의 경우에는 면역 체계가 한도를 벗어나서 신경 쓰지 말아야 할 대상까지 공격한다. 여기에는 네 가지 유형이 있다. 어떤 때는 항체가 너무 많이 생산되고(1형), 어떤 때는 항원이 체세포에 달라붙어 우리 몸이 스스로를 공격하게 만들고(2형), 어떤 때는 항원과 항체가 결합한 면역 복합체가 조직에 침착해서 염증 반응을 일으키고(3형), 어떤 때는 T 세포가 과도하게 활성화한다(4형).

꽃가루 — 제1형 알레르기

우리가 보통 알레르기라고 칭하는 것은 가장 흔하게 볼 수 있는 1형이다. 수백만 명의 독일인이 주로 공기와 함께 흡입한 꽃가루로 인해 기관지 점막에 생긴 염증으로 힘들어한다. 알레르기가 있는 사람은 꽃가루를 들이마시는 순간 갑자기 반응해서는 안 될 반응을 보인다. IgE 항체의 조절 기능 이상이 원인이다. 이 항체들은 아프게 해서는 안 되는 것들을 포박한다. 다시 말해 히스타민을 가득 품은 비만 세포에 빠르게 달라붙어 꼼짝 못 하게 한다. IgE는 원래 면역 방어에 탁월한 물질이다. 위산 생성을 고무하

164

고, 장의 연동 운동을 촉진하고, 외부 침입을 받은 조직의 혈류를 자극해서 더 많은 면역 세포를 현장으로 부르기 때문이다.

간단히 말해 히스타민은 침입자를 신속하게 제거하기 위해서 어떤 일도 마다하지 않는다. 그렇다면 그로 인해 가렵고, 아프고, 코가 막히고, 기관지가 수축되는 현상 같은 불쾌한 부작용은 감수해야 한다. 문 앞에 이방인이 서 있는 것이 아니라, 특정 계절이 되면 자연스럽게 사방으로 날아다니는 꽃가루 때문에 히스타민이 활성화되는 것이 나쁠 뿐이다. 과민성 문지기가 있으면 알레르기성 천식에 걸리기 쉽다. 불편할 뿐 아니라 꽃가루가 일정 수준을 벗어나면 위험할 수 있는 질환이다. 그럴 경우 일반적으로 IgE 활성화를 합리적으로 제한하는 T 세포가 부족하거나, 그 활동성이 떨어진다.

의학적 치료 외에 1형 알레르기에 대처하는 데 도움이 되는 민간요법은 많다. 개인적 라이프 스타일에 맞는지는 스스로 결정해야 한다. 예를 들면 이런 것들이다. 알레르기를 유발하는 꽃가루가 많이 날릴 때는 가능한 한 밀폐된 집 안에서 지내는 것이 좋다. 특히 바람이 불 때는 말이다. 또한 천둥번개가 치거나 그 이후에는 외출을 삼가야 한다. 야외에서는 선글라스를 끼고, 알레르기 반응이 심할 때는 집에 돌아오자마자 눈을 물로 헹구고, 경우에 따라서 옷도 갈아입어야 한다. 자동차와 집 안에서는 창문을 꼭 닫고 환기 시스템을 작동시켜야 된다. 꽃가루가 많이 날리는 계절에 휴가를 떠나야 한다면 꽃가루가 적은 지역, 즉 바다나 산으로 가는 것이 낫다. 집에서 정원을 꾸밀 때는 알레르기를 일으키지 않는 식물을 심어야 한다. 마지막으로 잔디를 깎는 행위는 꽃가루 알레르기 환자에게는 대부분 좋지 않다.

수혈 — 제2형 알레르기

〈크로스 매칭〉이라는 말을 들어 봤는가? 이는 혈액 반응 검사를 가리키는데, 다행히도 지금은 누군가에게 수혈하기 전에 반드시 이 검사가 실시된다. 사실 옛날에 수혈은 로또와 비슷했다. 당첨되는 일이 드물었다는 점에서 말이다. 1492년 7월에 역사상 최초로 알려진 〈수혈〉은 치명적인 결과로 이어졌다. 당시 열 살짜리 소년 세 명이 병상에 누운 교황 인노첸시오 8세에게 피를 나누어 주었다. 의료적 권고에 의한 일이었는데, 의사들은 수혈을 통한 교황의 회춘을 기대했다. 그런데 엄밀히 말해 이것은 수혈이라고 할 수 없었다. 교황은 혈관으로 피를 받은 것이 아니라 그 피를 입으로 마셨다. 세 아이는 결국 살아남지 못했다. 그들에게서 뽑아낸 혈액량이 치사량을 넘긴 것으로 보인다. 교황도 병상에서 일어나기는커녕 얼마 뒤 사망했다.

우리가 알고 있는 수혈조차 오랫동안 아주 위험했다. 맞지 않는 혈액형을 주입해서 치명적인 결과를 가져왔기 때문이다. 이는 2형 알레르기를 유발한다. 바로 세포 독성 반응이다. 이것은 이미 이름에서 분명히 드러난다. 자기 세포에 독과 같은 작용을 한다는 뜻이다. 무슨 일이 일어나는 것일까? 우리 모두는 매우 특별한 특성을 지닌 자기만의 피를 갖고 있다. 그중에서도 혈액형은 중심적인 역할을 하기 때문에, 다른 유형의 혈액형을 주입하면 혈액이 파괴된다.

우리가 이 사실을 깨달은 것은 그리 오래전이 아니다. 20세기 초에 이르러 오스트리아 의사 카를 란트슈타이너가 서로 다른 사람의 피를 섞으면 피가 덩어리지는 현상을 발견했다. 물론 항상 그렇지는 않았다. 란트슈타이너는 이를 우연으로 여기지 않았고, 당시에는 아직 알려지지 않은 다양한 특성이 혈액 속에 있다고 확신했다. 그와 그의 조수들은 많은 실험을 통해 네 가지 혈액형이 있음을 밝혀냈고, 몇 년 뒤 각각에 A형, B형, AB형, O형이라는 이름을 붙였다. 여기서 알파벳은 혈구 표면에 있는 항원의 종류를 가리킨다.

그러니까 A형은 동일한 이름의 항원 A를 갖고 있다. B형과 AB형도 마찬가지다. O형의 사람만 혈구 표면에 항원이 없다. 사람은 자신에게 없는 항원에 대해서는 항체를 만들기 때문에, A형은 B형에 대해 항체를 형성한다. 그건 AB형에 대해서도 마찬가지다. 독일 주민의 약 40퍼센트가 O형인데, 이것은 심지어 두 항원 모두에 항체를 형성한다. 물론 자신에게는 수혈을 통해 수혜자에게 알레르기 반응을 일으킬 항원이 없다. 란트슈타이너는 이 연구로 1930년 노벨 의학상을 받았다.

란트슈타이너의 선구적인 연구는 이것으로 끝이 아니었다. 나중에 다른 과학자 알렉산더 빌러와 함께 두 번째 혈액형 체계인

Rh식 혈액형을 발견한 것이다. 이것은 실험 대상이던 붉은털원숭이의 속명인 〈Rhesus〉에서 앞의 두 글자를 딴 이름이다. 그 결과 Rh+ 혈액형과 Rh- 혈액형은 함께 섞이면 안 된다는 사실이 밝혀졌다. 여기서도 ABO 혈액형 체계와 비슷한 일이 일어난다. Rh- 혈액형인 사람에게 Rh+ 혈액형을 주입하면 면역 체계는 그것을 외부 인자로 인식한다. 수혈 과정에서 일어날 수 있는 일이지만, 자연스러운 과정에서 발생하는 경우가 훨씬 중요하다. 아이를 출산할 때 엄마와 아이의 피는 소량 섞인다. 그로써 Rh+ 혈액형의 아이는 Rh- 혈액형의 엄마에게 항체를 생기게 한다. 이것은 두 번째 임신부터 위험해진다. 이제 임신 초기부터 엄마의 몸에 준비되어 있던 항체가 태아를 침입자로 생각하고 제거할 수도 있기 때문이다. 다행히 오늘날에는 이런 식의 항체 형성을 막는 약물이 있다.

우리는 두 가지의 중요한 혈액형 체계에 대해 알고 있기에, 임신부뿐 아니라 혈액 기증자와 수혜자의 혈액형 특성을 검사한다. 이는 필요시 적절한 대응책을 마련해 제2형 알레르기를 막기 위해서다.

덧붙이자면, 가끔 특정 혈액형의 기증자를 급히 찾는다는 이야기가 들릴 때가 있다. 우리는 이제 그 이유를 안다. 만약에 혈액형이 O형이고 Rh-인 사람이라면 타인에게 전혈(全血)을 기증하더라도 면역 반응을 일으키지 않는다. 그리고 AB형이고 Rh-인 사람이라면 언제든 사용할 수 있는 혈액 보관량이 부족할 일이 없다. 어떤 특징적 조합으로 이루어진 전혈도 모두 받을 수 있기 때문이다.

농부의 폐와 혈청병 — 제3형 알레르기

들에서 일하는 것은 여러 면에서 건강에 좋다. 맑고 깨끗한 공기를 마시고, 자연과 직접 접촉하고, 몸을 움직이고, 힘을 키우니 말이다. 그러나 이 일에도 직업병이 있다. 바로 농부 폐병이다. 병인은 우리가 이미 만난 바 있는 미세 곰팡이균 아스페르길루스이다. 이 곰팡이는 건초 같은 것에 피어 있다가 호흡을 통해 사람의 몸속에 들어가고, 항체와 결합한 뒤 허파 꽈리에서 염증 반응을 일으킨다. 급성일 경우에는 완치가 가능하지만 만성일 경우에는 알레르기를 일으키는 항원과의 만남은 무조건 피해야 한다. 마스크를 쓰고 일하거나, 최악의 경우에는 직업을 바꾸는 것도 고려해야 한다.

제3형 알레르기는 혈청에 대한 지연 반응으로도 나타난다. 우리가 사는 위도에서는 드물지만 뱀과 거미, 전갈 등 위험한 동물에 대한 해독제가 중요한 지역에서는 이런 알레르기가 폭발성을 띤다. 이른바 혈청병은 그런 곤충에 물렸을 때 긴급하게 필요한 항독소에 대한 지연성 과민 반응이다.

이 드문 반응을 이해하려면 항독소가 실제로 무엇인지 알아야 한다. 그러려면 상파울루의 유명한 부탄탄 연구소보다 나은 곳은 없어 보인다. 주로 뱀독에 대한 항독소를 생산하는 곳으로, 세계 최대의 의료용 말 농장을 갖추고 있다. 말들은 농장에서 독사와 함께 생활한다. 그러다 독사에게 물리면 자연스럽게 뱀독에 대한 항독소, 즉 항체가 생산된다. 항독소는 혈액 채취를 통해 얻어 정제한 뒤 뱀에 물린 사람에게 투여한다. 우리의 면역 체계는 항독소를 정제하더라도, 이것을 같은 동물에서 비롯된 것으로 인식하기에 방어 기제를 작동시키는 일이 드물다. 이로써 뱀독도 이제는 얼마든지 중화시킬 수 있다. 다만 혈청 과민증이라고도 알려져 있으며, 발열과 발진, 관절 통증을 유발하는 〈14일병〉은 일정 정도의 시간이 지나야 그 증상이 가라앉는다.

늦게라도 오긴 온다 — 제4형 알레르기

〈지연성 과민 반응〉이라고도 불리는 제4형 알레르기는 위험하다. 알레르기 반응이 나타나기까지 며칠이 걸린다고 해서 지연성이라는 이름이 붙었다. 전형적인 질환으로는 특정 물질에 대한 접촉성 알레르기, 페니실린 같은 약물에 대한 과민성 반응, 앞서 설명한 이식된 장기에 대한 지연 반응을 꼽을 수 있다. 이런 알레르기 중 일부는 며칠이 아니라 심지어 몇 년에 걸쳐 발생하기도 한다. 이때 우리의 면역 세포, 정확하게는 T 도움 세포와 자연 킬러 세포가 서서히 활성화하면서 대식 세포를 유인하는 동시에 염증 촉진 효과가 있는 림포카인을 분비한다. 이런 식으로 알레르기 반응을 일으키는 항원은 실제로 제거되지만, 그 과정에서 두드러기, 가려움증, 호흡 곤란 같은 다소 심각한 부작용이 발생한다.

다른 알레르기와는 달리 여기서는 면역 글로불린이 관여하는 것이 아니라 세포성 면역 반응이 주를 이룬다. 이 면역 반응은 잠재적인 위험에 대처하기 위해 흉선에서 퇴치해야 할 구조와 용인할 수 있는 구조를 구분하는데, 가끔 그 과정에서 너무 과한 일이 벌어지기도 한다.

점점 늘어나는 민감성 — 알레르기의 증가

근자에 들어 알레르기 발생은 왜 증가 추세를 보이는 것일까? 지난 20년 동안 그런 현상을 뒷받침하는 자료는 꽤 많이 축적되어 있다. 다만 이유는 불투명하다. 여기저기서 추측이 난무하고, 혼란스러운 이론만 제기될 뿐이다. 나는 과학자로서 검증 가능한 데이터만 믿는다. 따라서 스트레스를 받은 나무가 더 많은 꽃가루를 날려 더 많은 사람이 꽃가루 알레르기로 고통받는다는 주장에 대해서는 어떤 명확한 증거도 알지 못한다. 마찬가지로 백신 접종이나 특정 약물이 과민성을 유발한다는 납득할 만한 증거도 없다. 다만 다음 세 가지 논제만큼은 그 이유를 추적할 단서가 될 듯하다.

첫 번째는 특히 선진국에서는 위생 수준이 높기 때문에 사람들이 알레르기 유발 물질과 접촉할 기회가 많지 않다. 예를 들면 소독제의 일상적 사용, 살균 처리가 된 음식, 알레르기 유발 요인이 적은 실내 환경 때문에 말이다. 따라서 우리 인체는 다양한 알레르기 유발 물질에 적응하고 단련할 기회를 잡지 못한다. 면역 체계는 기다리고 또 기다린다. 항상 경계 상태에 있으면서 모든 꽃가루 뒤에 적이 숨어 있을 거라고 추정한다.

두 번째 이론은 알레르기의 증가 요인으로 환경 오염을 지목한다. 합텐은 간단히 말해서 항원이 달라붙을 수 있는 작은 분자인데, 혼자서는 면역 반응을 일으키지 않는다. 다만 체내 운반 단백질에 달라붙으면 우리 몸이 공격하는 실제 항원이 된다. 그렇다면 이 대목에서 이런 의문이 든다. 우리 몸은 왜 자기 단백질을 공격할까? 추정되는 이유는 이렇다. 합텐이 이 단백질을 우리 몸이 더는 친숙한 것으로 인식하지 못할 만큼 변화시키기 때문이다.

세 번째 논제는 일본에서 나왔다. 일본은 선을 위한 희생을 미덕으로 여기는 나라다. 2001년에 일본 과학자가 자신의 꽃가루 알레르기를 치료하기 위해 자기 장속에서 촌충을 15년간 길렀다. 적절한 기생충이나 세균과의 공존이 알레르기를 예방한다는 사실을 보여 주고 싶었던 것이다. 미친 소리처럼 들릴 수도 있지만 그렇지 않다. 영국 과학자들이 밝혀낸 것처럼, 장내 벌레들이 면역 체계를 속이고 있었다. 촌충은 면역 체계에 조절 T 세포를 형성하게 만든다. 조절 세포는 면역 체계를 진정시키고 면역 세포 군단의 과도한 활동성을 방지하는 역할을 한다. 게다가 조절 T 세포는 단순히 기생충이 있는 곳에서만 활동하는 것이 아니라 전체 유기체에 알레르기 보호 작용을 하는 것이 분명하다. 알레르기의 생성 및 치료와 관련해서 앞으로 또 어떤 연구들이 나올지 퍽 기다려진다.

알레르기 유발 항원을 조심해야 한다 — 알레르기 회피

알레르기를 막는 최선의 방법은 알레르기 유발 항원을 피하는 것이다. 진부한 소리처럼 들릴 수 있지만 그렇지 않다. 알레르기 항원에 자주 노출될수록 면역 반응이 더더욱 강해진다는 사실은 이제 모두가 안다. 주변 환경에 널려 있는 알레르기 유발 물질을 고려하면, 그것을 피하기란 결코 간단치 않다. 예를 들어 갑각류를 되도록 멀리하거나 땅콩을 완전히 먹지 않을 수는 있지만, 집 먼지와 꽃가루 또는 반려동물의 털을 피하는 것은 한층 어렵다. 그러다 보니 불쾌한 알레르기 반응은 그치지 않는다. 면역 체계 스스로 과민 반응을 멈추어야 한다는 사실을 모르기 때문이다. 제1형 알레르기의 체액성 면역 반응에서 우리의 면역계는 면역 글로불린을 정말 열심히 생산하고, 그와 함께 비만 세포의 수와 히스타민 생산량은 쉴 새 없이 증가한다.

알레르기 유발 항원을 피할 수 없다면, 유일한 해결책은 주로 약물이다. 그러나 약물은 항원 자체를 제거하는 것이 아니라 증상을 억제할 뿐이다. 약물의 스펙트럼은 호흡을 편하게 해주는 비강 스프레이부터 가려움증과 부기, 눈물을 줄여 주는 안약, 그리고 항히스타민제에 이르기까지 다양하다. 물론 가장 일반적인 선택은 항히스타민제이다. 이름에서 알 수 있듯이 히스타민의 작용을 막는 약물이다. 하지만 히스타민을 포박해서 작용을 무력화하는 것이 아니라 히스타민 수용체를 차단하는 방법을 쓴다. 이말은 곧 히스타민은 여전히 존재하지만 더 이상 문제를 일으키지 않는다는 뜻이다. 그러나 언제나 그렇듯 빛이 있으면 어둠이 있다. 히스타민이 자극 조절에 결정적으로 기여하는 뇌에서 이런 수용체를 차단하면 몸이 피곤해질 수 있다.

알레르기성 천식을 치료할 때는 항히스타민제보다 코르티손 제제를 쓴다. 코르티손은 항염증 효과가 있는 체내 물질이다. 그럼에도 합성 조제가 가능해서 코로 들이마시면 허파 꽈리 염증을 막을 수 있다.

대부분의 알레르기 환자는 알레르기로부터 영원히 해방되고 싶어 하기에 면역 치료를 요청할 때가 많다. 환자에게 원인 항원을 소량 투여함으로써, 그것에 길들여지게 하는 요법이다. 이는 종종 수년이 걸리는 기나긴 치료다. 게다가 결과는 상이하다. 곤충 독 알레르기에는 효과가 있고 심지어 생명을 구할 수도 있지만, 꽃가루 알레르기에는 절반의 성공밖에 거두지 못한다.

자기 자신과의 싸움: 자가 면역 질환

오랜 세월에 걸쳐 우리의 면역 체계는 최고의 군대를 편성했다. 목표한 적을 정확하게 타격하는 고도로 전문화된 T 세포부터 적을 옴짝달싹 못 하게 만드는 효율적인 항체 부대인 B 세포에 이르기까지 모든 것이 완벽해 보인다. 이 군대는 창설 이후에 많은 일을 경험했고, 그 과정을 통해 어떤 상황에도 적절하게 대응할 수 있는 체제를 갖추었다고 스스로 확신한다. 당연히 그럴 만하다. 게다가 면역계를 후방에서 지원하는 올바른 생활 방식까지 곁들여지면 그야말로 천하무적이다. 생활 방식에 대해서는 나중에 언급하겠다.

그런데 면역 체계에 갑자기 날벼락 같은 일이 생기기도 한다. 면역 체계가 우리 자신에게 창끝을 겨누는 것이다. 자주 발생하는 일은 아니지만, 한 번 발생하면 대규모 참사로 이어질 수 있다. 예를 들어 피부와 관절, 또는 췌장 세포가 갑자기 면역계의 최대의 적이 되기도 한다. 공격받는 세포는 자신에게 무슨 일이 일어나고 있는지 영문조차 모른다. 갑자기 같은 편에게 공격을 받을 거라고는 상상조차 못 했을 테니 말이다. 특히 원래 자신들을 지켜 주기 위해 존재하는 면역 세포로부터 공격이 시작된다. 따라서 자기 군대의 공격에 무방비 상태로 노출될 수밖에 없다.

면역 체계는 무자비하다. 아무 감정 없이 아주 정밀하게 타격한다. 그래도 적이 사라지지 않으면 공격력은 배가된다. 면역 부대는 문제가 해결될 때까지 점점 불어난다. 그들의 사전에 도주란 없다. 양성 과정에서부터 이미 그렇게 교육받았다. 우리 몸은 면역 세포를 훈련시킬 때 어떤 실수도 용납하지 않을뿐더러 체내 구조가 위험 인자로 인지되지 않도록 꼼꼼히 챙긴다. 그 때문에 흉선과 골수에서 엄격한 선별 작업이 이루어진다. 체내 구조를 공격할 기미가 조금이라도 보이는 T 세포와 B 세포는 즉시 탈락되거나 아니면 T 조절 세포 부대로 전출된다.

여기서 무언가 일이 잘못 진행되려면 여러 가지 우연이 겹쳐야 한다. 그런 우연이 어떤 것들인지는 아직 남김없이 밝혀지지 않았지만 한 가지는 분명히 말할 수 있다. 즉, 어떤 불행한 상황이 원인인데, 잘못된 유전자가 하필 우리 몸이 약점을 보이는 하나의 병원체를 만나는 것이다. 우리 몸은 T 세포와 B 세포를 선별하면서 그와 동시에 면역 반응의 다양성을 높이려고 애쓴다. 만일에 대비해 올바른 면역 반응을 최대한 많이 준비해 두려는 것은 당연한 이치다.

이것은 영원한 딜레마다. 면역 라이브러리의 사서는 의심스러운 사안이 생기면 고민에 빠진다. 장차 체내 물질에 대한 면역 반응이 일어날 위험을 감수하더라도 그것을 받아들일 것인가, 아니면 오직 안전만을 최우선으로 고려함으로써 혹시 모를 미래의 감염에 대처할 훌륭한 면역 반응을 포기할 것인가? 이 질문에 대한 현명한 답을 찾는 것이 얼마나 중요한지는 일부 박테리아와 바이러스의 행태를 보면 알 수 있다. 이것들은 선별 과정을 교묘히 이용한다. 그러니까 우리 몸의 구조와 최대한 닮으려고 노력함으로써, 면역 체계가 자신들에게 위험이 될 수 있는 T 세포 또는 B 세포를 면역 라이브러리에서 잠재적 위험으로 분류하지 않도록 한다.

진퇴양난의 상황은 유전자 때문이다. HLA 분자가 면역 체계에서 중요한 역할을 한다는 사실은 이미 알고 있을 것이다. 즉, HLA 분자는 적의 일부가 정확히 어떤 모습인지 T 세포에게 보여 주는 〈손〉의 역할을 한다. 이 손들은 면역 체계의 트레이닝 과정에서 아주 중요하다. 다만 손이 적의 모두를 보여 주는 것은 아니기 때문에, 면역계는 적의 일부만 습득한다. 따라서 드물게는 병원체의 일부지만 체내 구조와 닮은 손을 제시하는 일이 생길 수도 있다. T 세포가 제대로 선별되지 않으면 시한폭탄이 째깍거린다. T 세포는 병원체를 인식하는 능력이 뛰어난 동시에 병원체와 비슷하게 생긴 우리의 체내 구조를 공격하는 일에도 일가견이 있기 때문이다.

이제는 다음의 일이 일어나야 한다. 병원체가 몸속에 들어와야 하는 것이다. 이 경우에만 T 세포가 활성화된다. 그것도 대개 감염이 장기간 지속되는 경우, 다시 말해 면역 반응이 길고 강할 경우에만 그렇게 된다. 그런데 T 세포는 공격자를 찾는 과정에서 안타깝게도 병원체뿐 아니라 자잘한 부분에서 병원체와 동일한 체내 물질을 만난다. 그러면 우리를 최상으로 보호한다는 믿음 속에서 자기 조직을 무차별적으로 공격한다.

따라서 자가 면역 반응의 첫 번째 유형은 체내 구조와 유사한 병원체에 맞서기 위해 만들어진 T 세포다. 두 번째 유형은 체세포가 항체의 공격을 받고 그 과정에서 〈침입자〉 딱지가 붙어 대식세포와 단핵구, 또는 다른 식세포에게 잡아먹히는 것이다. 그게 용해성 성분이면 핏속의 항체는 덩어리지는데, 이것이 자가 면역 반응의 세 번째 유형이다. 그 혼합물은 혈관에 가라앉아 활성화된다. 그 뒤에는 보체계가 작동한다. 여기서 감염이 발생했다고 보체계가 오인하기 때문이다. 활성화된 단백질들의 연쇄 작용은 파괴할 수 있는 것을 모조리 파괴한다. 사람의 몸이 저마다 다르고 자가 면역 질환을 일으키는 원인도 다양한 만큼 병의 양상도 다양하게 나타난다.

세상에서 가장 유명한 면역 질환 — 당뇨병

췌장의 특수 섬 세포가 공격받으면 누구나 한 번쯤 들어 봤을 법한 면역 질환이 발생한다. 바로 당뇨병이다. 제1형 당뇨병으로 알려진 소아 당뇨병은 성인이 되어 췌장 피로로 발생하는 제2형 당뇨병과 혼동되어서는 안 된다. 제2형 당뇨병은 너무 많이, 너무 자주, 너무 잘못 먹어서 생기는데, 초기엔 얼마든지 예전으로 돌아갈 수 있다. 그러나 제1형 당뇨병은 그렇지 않다. 아동 청소년기에 생기는 제1형 당뇨병은 평생 지속되는데, 바이러스 감염 후에 발생할 때가 많다. 예를 들면 콕사키 바이러스(대개 무해한 수족구병이나 독감 유사 증상만 유발한다) 또는 로타바이러스가 대표적이다. 그러면 당대사에 필수적인 췌장의 섬 세포는 T 세포를 모조리 파괴한다. 몸속에 더는 하나도 남지 않을 때까지 말이다. 그런 다음에야 T 세포는 최악의 손상으로부터 몸을 보호했다는 확신 속에서 휴식을 취한다.

이로써 제1형 당뇨병이 시작된다. 췌장에 의존할 수밖에 없는 인간에게 섬 세포의 부족은 치명적인 결과를 초래한다. 그들만이 체내에서 인슐린을 생산할 수 있기 때문이다. 그 일이 불가능해지면 당뇨병 환자는 혈당 수치 조절을 위해 인슐린을 외부에서 공급받아야 한다. 이 질환의 원인 역시 불운과 불리한 유전자의 조합이다. 특정 HLA-II 유전자(HLA2 분자, HLA-DR3 분자 또는 HLA-DR4 분자)를 가진 개인은 소아 당뇨병 발생 위험이 약 다섯 배 더 높다. 심지어 HLA 유전자가 두 개 있으면 위험도는 열네 배 이상 증가한다.

누구도 정확히 모른다 — 다발성 경화증

다발성 경화증과 관련해서는 용의선상에 많은 병인이 있다. 예를 들면 엡스타인바 바이러스, 클라미디아, 스피로헤타, 환경 독소, 흡연, 장내 세균 군집 들이다. 물론 정확한 병인은 아무도 모른다. 다만 이 질병을 앓는 환자의 경우 T 세포가 지나치게 활동적이라는 점은 분명하다. 어떤 병원체에 대해서 그럴까? 이런 면역 반응을 일으키는 병원체는 누구일까? 그 병원체들이 정말 다발성 경화증의 원인일까? 아니면 단순히 우연에 불과할까? 작금의 연구자들이 답을 찾아 어둠 속을 더듬거리는 문제들이다.

보통 우리의 신경은 두껍거나 얇은 전기선의 형태로 뇌와 몸 곳곳에 이어져 있다. 이것들은 주변 환경과 잘 절연되어 있다. 결합 조직 형태의 구조를 가진 미엘린(수초)으로 둘러싸여 있기 때문이다. 그런데 피막이 손상된 전기선이 서로 닿으면 순간적으로 불꽃이 튀면서 합선이 일어나고 전체 기능은 마비된다. 우리 몸도 마찬가지다. 다발성 경화증의 경우, 일부 장소에서 미엘린이 서서히 파괴되면서 신경이 맨살 상태 그대로 노출된다. 그와 함께 차츰 마비 증상이 증가한다. 하지만 이 모든 일이 왜 갑자기 찾아오고 어떻게 멈출 수 있는지는 아무도 모른다.

그레이브스병 또는 바제도병 — 갑상선 질환

1835년에 아일랜드 의사 로버트 그레이브스는 돌출된 눈, 즉 안구 돌출증에 대해 기술했다. 1840년에는 독일 의사 카를 아돌프 폰 바제도 역시 비슷한 발견을 했다. 이후 갑상선 질환은 영어로는 그레이브스병, 독일어로는 바제도병이라 불린다.

갑상선은 대개 별로 눈에 띄지 않는 기관이다. 위에서는 천둥번개가 치고, 간은 따끔거리고, 폐는 헐떡거리고, 심장은 요동쳐도 갑상선은 늘 과묵하다. 하지만 갑상선이 없으면 인체의 모든 기능이 엉망이 된다. 자두 크기에 불과한 이 기관은 호르몬을 통해 눈에 띄지 않게 몸의 많은 영역에 영향을 끼친다. 예를 들어 심장 박동 수와 혈압을 높이고, 회전율 조절로 당대사와 지방 대사 및 결합 조직 대사에 영향을 주고, 피부의 땀샘과 피지샘의 활동을 증가시키고, 장 활동을 촉진하고, 신경계의 속도를 높인다. 게다가 유기체의 기초 대사량은 일반적으로 갑상선 호르몬의 영향으로 증가한다.

그 밖에 갑상선 호르몬은 신생아의 성장 및 뇌세포 발달을 조절한다. 한마디로 무척 민감한 조직이다. 그레이브스병에서는 이런 균형이 흐트러진다. 그레이브스병에 걸리면 갑상선 수용체에 대한 자가 항체가 형성된다. 그를 통해 갑상선은 몸 전체에 영향을 미치는 호르몬을 점점 더 많이 방출한다. 그 결과 심계 항진, 불면증, 심한 허기, 발한, 체중 감소, 잦은 배변, 신경과민증이 나타난다. 눈이 뚜렷이 돌출되는 증상만 없다면 자가 면역 질환을 떠올리는 사람이 없을지도 모른다. 이 증상은 이 병을 한눈에 진단할 수 있는 바로미터이다.

눈꺼풀 처짐증 — 중증 근육 무력증

안구 돌출증 외에 눈꺼풀 처짐증, 일명 안검 하수도 자가 면역 질환을 통해 생길 수 있다. 물론 이는 아침에 잠이 덜 깬 상태에서 게슴츠레 눈을 뜬 채 부엌으로 비틀비틀 걸어가 커피 머신에 물을 붓는 대신 전날 먹다 남은 맥주를 붓는 사람을 가리키는 것이 아니다.

눈꺼풀이 늘 힘없이 처져 있을 뿐 아니라 때로는 아예 감기는 증상이 며칠 또는 몇 주 계속되는 경우라면, 중증 근육 무력증을 의심해 보아야 한다. 이 희귀 자가 면역 질환에서는 신경 자극을 근육으로 전달하는 수용체가 공격받는다. 텔레비전 리모컨을 떠올려 보면 신호 전달의 중요성을 알 수 있는데, 중증 근육 무력증에서는 몸속의 원격 조종이 더는 제대로 작동하지 않는다. 그러면 근육이 정확하게 제어되지 않거나 눈꺼풀이 항상 처지는 현상이 생기는 것이다.

관용 결핍 — 크론병

1956년 수에즈 위기에 영향을 미친 자가 면역 질환도 있다. 이집트, 이스라엘, 프랑스, 영국이 서로 싸우는 동안 미국의 드와이트 아이젠하워 장군은 그 장면을 병상에서 지켜볼 수밖에 없었다. 자와할랄 네루 인도 총리와의 예정된 만남도 농장에서 휴양해야 한다는 이유로 연기되었다. 그는 만성 장 염증에 시달리고 있어서 장 일부를 떼야 했기 때문이다. 통증을 잊기 위해 마신 술은 역효과를 내고 말았다. 그의 면역 체계는 진짜 체내 조직을 공격한 것이 아니라 피부와 장에서 우리와 평화롭게 동거하는 박테리아를 공격했음에도, 그의 일상생활에 막대한 지장을 초래했다.

추정컨대 크론병은 장내 세균에 대한 자연스럽지만 과도한 면역 반응 때문에 생기는 듯하다. 사실 무수한 장내 세균과 잘 지내려면 엄청난 관용이 필요하다. 우선 그에 대한 공격이 무의미하고 어리석은 짓이라는 사실을 깨달아야 한다. 그럼에도 공격이 이루어지면 장내 세균 군집은 물론이고 장 점막 전체가 손상된다. 장은 처참한 전쟁터로 변하면서 붉어지고 염증이 생긴다. 지금까지는 효과적인 치료법이 없지만, 희망이 보이는 연구들이 등장하고 있다. 대변 이식을 통한 장내 환경 개선이 그중 하나다. 크론병 환자에게 건강한 사람의 대변을 이식해서 장내 환경을 다시 건강한 상태로 돌리는 방법이다.

7장
종양 질환

우리는 20대 후반에 들어서면 새로운 인생이 기다리고 있을 거라고 여긴다. 학교를 졸업하고 첫 직장에 들어간다. 그때쯤 여자 친구와 동거를 시작한다. 장차 결혼을 하거나 아이를 가질 생각도 한다. 직장에서 안정을 찾으면 서서히 삶의 속도를 늦추고 멀리 여행을 떠나거나 근사한 레스토랑에서 값비싼 요리를 시켜 먹을 수도 있다. 그런데 어느 날 갑자기 모든 것이 바뀐다. 예를 들어 음식을 삼키기 어렵거나 요통이 가라앉지 않는다. 최악의 경우에는 꿈에도 생각하지 못한 종양이 몸속에 있다는 진단을 받기도 한다. 바로 암이다.

치료할 수 있을까?: 종양

암은 꼭 나이가 많은 사람에게만 발생하는 것이 아니다. 물론 노년에는 세포들이 수없이 분열되어 왔기에 복제 과정에서 일어나는 오류에 더 취약하고, 면역 군단의 주의력이 떨어지고, 정비 시스템이 늘 최고 수준으로 유지되지 못하는 것이 사실이다. 그럼에도 암은 누구에게나 발생할 수 있는 것이다. 때로는 암을 잘 발생시키는 유전적 표지도 있고(예를 들어 유방암에서 발견되는 BRCA1 유전자 또는 BRCA2 유전자) 또는 B 세포 내에 특히 취약한 유전자 조각도 있다. 그 밖에 어릴 때 받은 방사선 치료나 흡연, 건강에 좋지 않은 식생활 같은 외부 요인도 암을 유발할 수 있다.

종양 또는 암은 변질된 세포에서 발생할 수 있다. 물론 〈반드시〉 그런 것은 아니다. 면역 체계는 몸속에 생긴 종양 세포를 감지하고 성공적으로 제거하는 능력을 일정 수준까지만 지니고 있을 뿐이다. 종양 세포는 생존 자체에 무척 관심이 많아, 면역 체계가 인지할 수 없도록 줄곧 변화를 도모하고, 여러 가지 회피 전략을 개발한다. 그게 통하면 종양 세포는 아무 방해 없이 쉽게 증식한다. 몸속의 공간과 자원을 소비한다는 점에서 위험할 뿐 아니라 종양 세포들의 이상 기능이 증가한다는 점에서도 위험하다.

그렇다면 이런 의문이 들지 모른다. 암세포 역시 우리의 체내 물질에서 비롯되었는데, 면역 체계는 이것들을 어떻게 인식할 수 있을까? 이는 변질된 세포들이 가끔 원래 모습과 다른 구조를 띠기 때문에 가능한 일이다. 따라서 면역 체계가 알아차리는 것은 표피 구조의 작은 변화들이다.

일부 유형의 암은 바이러스로도 발생한다. 엡스타인바 바이러스가 그 예다. 이 바이러스에 감염된 체세포가 분열하면 바이러스 단백질이 분열 과정에 개입한다. 그 결과 염색체는 두 딸세포 사이에 고르게 분포하지 않는다. 이는 위험한 일이다. 자손이 변질될 수 있기 때문이다. 엡스타인바 바이러스는 빠르게 증식하는 습성을 갖고 있기에 점점 더 많은 세포가 손상되면서 잠재적인 암 유발 요인이 된다. 그것도 면역 군단이 세포들 안의 바이러스 유전자를 읽어 내지 못하는 사이에 말이다.

게다가 종양 세포는 위장 전략으로 면역 체계의 감시망을 빠져나간다. 예를 들어 어떤 종양 세포는 외부 노출을 피하려고 섬유질 콜라겐과 피브린으로 자기 몸을 감싼다. 이 위장막은 커다란 종양으로만 파괴가 가능하고, 이제 알람이 울린 면역 체계는 제어할 수 없을 만큼 강력하다. 인유두종 바이러스, 즉 HPV도 자궁 경부암이나 항문암 같은 암을 유발할 수 있다. 물론 좋은 소식도 있다. 인유두종 바이러스를 막을 백신이 그사이 개발된 것이다.

다른 종양 세포들은 표면 밖으로 그냥 HLA 분자를 내보이고는 여권이나 신분증 없이 유유히 우리 몸속을 통과한다. 면역 경찰은 움직이지 않는다. 딱히 위험하다고 판정할 만한 요소가 없기 때문이다. 반면에 자연 킬러 세포는 여전히 활성화할 수 있다. 모든 세포가 정상적으로 자신의 정체를 증명하는지 감시하는 것이 그들의 임무이다. 이럴 때 간교한 종양 세포는 균형을 잡으려 애쓴다. 몇몇 HLA 분자로 자연 킬러 세포를 안심시킨다. 게다가 그 수가 얼마 되지 않아, 나머지 면역 방위군도 언젠가 하품을 하면서 돌아서서 다시 잠이 든다. 다른 일부 종양 세포는 녹아웃 스프레이를 들고 다니면서 인터류킨-10과 같은 신호 물질을 뿌려 면역 세포들을 무기력 상태에 빠뜨린다. 그러면 그들은 몽롱한 상태로 암세포가 하는 일을 그냥 지켜보기만 한다. 그러다 정신을 차렸을 때는 이미 너무 늦었다.

드문 일이지만, 종양 세포는 T 조절 세포를 활성화하기도 한다. 그것도 면역 체계에 다 나쁜 건 아니라고 속삭이는 일을 담당하는 조절 세포들을 활성화한다. 이렇게 해서 영악한 종양 세포는 킬러 세포가 없는 환경에서 유유히 헤엄친다. 이게 성공을 거두기 위해서는 교활한 메커니즘이 다양하게 사용된다. 특히 면역 체크 포인트에 대한 표적 개입이 중요하다. 앞선 장에서 우리는 이미 면역 체크 포인트와 그 요원들을 알아보았다. 종양은 면역 체크 포인트를 급습해서 아무 문제가 없다고 소리친다. 그러기 위해 T 세포에 가만히 있으라고 권하는 단백질 PD-1의 결합을 지원한다.

종양 질환을 연구하고 치료하는 종양학에서 최근 몇 년 사이에 혁명적인 사건이 일어났다. 면역 체크 포인트 억제제가 개발된 것이다. 분자 형태의 억제제가 하는 일은 다음과 같다. 일단 항체의 신분으로 체크 포인트에 접근한다. 거기서 위험성 검사를 실시해서 문제가 없으면 〈천사 인증서〉를 발부한다. 이 과정이 진행되는 동안 체크 포인트는 억제제가 통제한다. 종양 세포를 비롯해 다른 모든 세포는 검문소 직원에게 자신의 결백을 설득하기 위해 줄을 서서 기다린다. 그 이유는 분명하다. 이를테면 표면에 단백질 PD-1을 갖고 있다는 이유로 〈위험〉 딱지를 받은 비천사들이 모조리 면역 세포의 공격을 받아 제거되는 것을 보면서 흥분한 것이다. 면역 체크 포인트 억제제의 사용은 흑색종과 같은 광범한 종양에서 눈에 띌 만큼의 성공률을 보이고, 소세포 폐암과 같은 다른 종양에서는 때때로 화학 요법을 불필요한 것으로 만들기도 한다.

특정 종양 질환이 치료될 수 있다는 사실이 분명해지고 동시에 이런 방법을 개발한 사람들이 노벨상을 수상하며 크게 부각된 뒤로, 이를 개선하기 위한 연구가 집중적으로 진행되고 있다. 왜냐하면 면역 체크 포인트 억제제는 그 자체로 꽤 심각한 부작용을 일으킬 수 있기 때문이다. 억제제가 적과 아군을 인식하는 데 영향을 끼쳐, 치료 과정에서 킬러 세포가 무해한 체내 세포까지 공격하고 제거하는 일이 반복적으로 발생했다. 이는 반드시 막아야 한다.

면역 체크 포인트 억제제로 현대 면역학의 무기고가 완전히 고갈된 것은 아니다. 이와 관련해서는 나중에 좀 더 자세히 설명하겠다. 일부 종양 질환의 경우에는 똑바로 읽어 내기만 하면 심각한 상황까지 가지 않고도 강력한 예방 효과를 거둘 수 있다.

8장
태아에서 노년까지

면역 관용뿐 아니라 적응 면역 체계의 주역들에게도 똑같이 느껴지는 사실이 있다. 면역 체계는 고정되어 있지 않고, 어떻게 보면 평생에 걸쳐 배우면서 늙어 가는 시스템이라는 것이다. 면역 체계의 활동성을 보여 주는 곡선은 삶의 초기에 가파르게 상승하다가 어느 순간 평평한 고원 지대를 형성하고, 그때부터 우리 자신은 눈치채지 못하지만 서서히 하강하다가 노년에 이르면 뚜렷이 떨어진다.

배움에는 끝이 없다: 면역 체계의 자가 교육

태아의 면역 체계는 엄마의 면역 체계에 의존한다. 태아는 병원체에 대한 면역 체계의 후천적 경험이 없고, 예방 접종으로 구축할 수 있는 보호망도 없기 때문이다. 물론 선천성 면역 체계는 있지만 그조차도 태어날 시점에는 완전히 발달하지 않은 상태다.

따라서 선천성 면역 체계라는 말 자체도 꼭 정확한 용어는 아니다. 아무튼 태아는 특히 박테리아를 막는 면에서 한계를 보인다. 이는 태아가 아직 자기만의 면역 체계를 구축하지 않았고, 자궁 속의 장과 피부에는 아직 어떤 것도 살고 있지 않기 때문일 수도 있다. 그런 까닭에 호중구 세포는 염증 부위에 달라붙을 일이 없고, 자연 킬러 세포와 대식 세포, 수지상 세포 역시 존재하기는 하지만 아직 작전에 투입할 상태는 아니다.

　따라서 엄마는 아이에게 자신의 면역군을 빌려줌으로써 아이를 간접적으로 보호한다. 엄마와 아이 사이에는 혈류 체계가 분리되어 있지만, 엄마의 IgG 항체, 그러니까 모체에 미리 만들어져 있는 면역 반응의 담당자는 임신 12주부터 출산 마지막 몇 주까지 태반을 통해 아이의 몸에 전달된다. 물론 급성 감염에 대한 면역 반응으로서 그때그때마다 새로 만들어지는 닌자 표창 모양의 IgM은 아니다. 그로써 아이는 엄마가 이미 겪은 많은 질병으로부터 보호된다. 엄마의 몸속에서 나온 뒤에도 얼마 동안은 그렇다. 그다음에는 모유가 기다리고 있다. 이는 천연 면역 보고다. 엄마는 수유를 통해 자신의 면역 지원군을 말 그대로 아이의 몸속에 바로 흘려보낸다. 특히 생후 첫 며칠간의 초유에는 고농도의 면역 지원 효소가 함유되어 있다.

　그런데 모체의 항체는 아이의 초기 면역 수준에 따라 대략 생후 2~4개월이 지나면서 분해되기 시작한다. 이는 아이 자신의 면역 체계를 구축하는 중요한 과정이다. 그렇지 않으면 모체의 항체만 모든 병원체를 영구적으로 공격함으로써 아이의 몸에서는 자기만의 고유한 면역 반응이 형성되지 않기 때문이다. 모체의 항체가 감소하는 속도에 발맞추어, 아이는 예방 접종이나 감염 후의 면역 반응을 통해 점점 자체적으로 항체를 생산하게 된다. 예를 들면 대개 수유 중에 유입되고 주로 점막에서 발견되는 IgA 항체는 위장관 감염의 위험을 감소시키지만, 바이러스 및 일부 박테리아 감염에는 방어력이 없다. 따라서 생후 2개월 이내에 예방 접종을 시작하는 것이 좋다. 갓난아이의 면역 체계도 스스로 훌륭한 면역 반응을 구축할 수 있는 시점이다. 아이의 면역 체계는 최상으로 돌아가고, 흉선은 정확하고 날렵한 T 세포를 힘차게 생산해 낸다. 게다가 이때쯤이면 모체의 항체도 이미 접종 반응을 방해하지 않을 정도로 농도가 떨어진다.

이후에도 아이의 면역 체계는 마치 미리 연습을 하듯 삶 전체를 준비한다. 흉선 학교는 쉼 없이 돌아가고, 면역 세포는 다양하기 이를 데 없는 수많은 병원체를 만난다. 이때 눈에 띄는 것은 아이의 면역 반응이 종종 성인에 비해 덜 과격하다는 점이다. 아직 확실하지는 않지만, 성인과 다른 T 세포의 반응 방식이 그 원인으로 추정된다. 아동기의 많은 질병이 한 예다. 어릴 때 겪는 질병들은 그저 불편하기만 할 뿐 위험하지는 않다. 수두를 보면 분명히 알 수 있다. 수두는 아이에게는 웬만한 열과 성가신 가려움증 정도를 유발하지만, 성인에게는 소뇌에 염증을 발생시키는 등 일부 위험한 2차 질환을 유발할 가능성이 훨씬 높다.

힘차게 돌아가는 아이의 면역 체계에도 부작용이 있다. 학습 능력의 가파른 상승은 높은 감염률과 관련이 있다. 아이의 면역 체계는 끊임없이 새로운 도전에 직면해 있다. 아이가 매년 많은 종류의 감기 바이러스에 감염되는 것만 보아도 알 수 있다. 아이와 바이러스의 첫 만남은 늘 눈에 띌 만큼 전투적이다. 게다가 아이에게는 아직 교차 반응이 없다. 다시 말해 우리 몸은 일례로 어떤 특정 인플루엔자 바이러스를 보면 그와 비슷한 다른 인플루엔자 바이러스에도 면역 반응을 일으키고 그로써 새로운 변종에 대한 완벽한 항체를 구축하기도 전에 그것을 퇴치할 기회를 잡는 반면, 아이에게는 그런 능력이 없다는 것이다. 아이의 몸속 전쟁터에는 죽은 병원체만 곳곳에 흩어져 있다. 방금까지 치열하게 싸운 면역 체계의 흔적이다.

물론 성인보다 아이가 감염이 덜 되는 병원체도 있다. 현재 전 세계에서 가장 뜨거운 이슈는 단연 코로나다. 아이가 코로나바이러스(어쨌든 초창기의 종들의 경우에 말이다)에 대한 감염률이 낮은 이유는 아마 인두강에 있는 ACE2 수용체의 밀도가 성인보다 낮기 때문으로 보인다. 사스코로나바이러스2가 인체에 퍼지려면 무엇보다 ACE2 수용체가 필요하다. 그럼에도 아이가 이 바이러스에 감염되면 경미한 반응의 원칙이 적용될 때가 많다. 즉 특별한 증상을 보이지 않는 것이다. 물론 증상만 없을 뿐 감염된 상태이고, 타인에게 전염도 가능하다.

사춘기 시절의 아이는 뇌만 근본적으로 바뀌는 것이 아니다.

물론 이건 자녀와 부모가 서로 다른 행성에서 온 다른 종으로 여길 정도로 정말 꽤 오랫동안 서로를 곤혹스럽게 하는 변화이긴 하지만 말이다. 이제는 아이의 면역 체계도 천천히 성숙해 나간다. 흉선 학교는 서서히 문을 닫고, 새로운 면역 세포의 생성도 거의 이루어지지 않는다. 대신 이미 폭넓게 교육받은 면역 체계가 늘 똑같은 항원에 의해 영구적으로 자극된다. 이로써 대다수 사람에게 면역학적으로 평생 안정적으로 보이고 대개 잘 기능하는 균형이 만들어진다.

청춘 시절: 안정된 면역 체계

젊을 때는 아직 순진한 세포가 많다. 즉 활성화되지 않은 T 세포가 많다. 다른 세포들은 이미 항원을 한 번 보았고, 그중 일부는 재감염 시에 우리에게 도움을 주려고 기억 세포의 형태로 남아 있다. 이 시기의 면역 체계는 상태가 좋다. 한편으로는 여전히 학습 능력을 갖추고 있으면서 다른 한편으로는 더 이상 모든 병원체에 기함하듯이 놀라지 않는다. 아주 태연히 〈내가 아는 놈이니까 내가 처치할게〉 혹은 〈나쁜 게 아니라서 내가 가만히 놔둔 거니까 안심해도 돼〉 하고 말한다.

면역학적으로 매우 안정적인 상태라고 믿지만, 사실 면역 체계는 지속적으로 노화되고 있다. 면역 세포가 서서히 지치기 시작한다는 말이다. 게다가 흉선도 점점 쪼그라들다가 40~50세의 중년에 이르면 이 과정도 마무리된다. 이후에는 새로운 T 세포의 성숙이 불가능하며, 면역 체계는 지금까지 만들어진 T 세포에 의존해야 한다.

따라서 초기에는 순진한 T 세포가 많고 활성 T 세포가 적었다면, 이제는 그 관계가 역전된다. 활성 T 세포가 지배종이 되고, 기억 세포가 그 뒤를 잇는다. 반면에 순진한 T 세포는 거의 존재하지 않는다. 어쨌든 더는 성숙하지 않게 된다.

내리막길: 면역 체계의 노화

면역 체계의 노화에 대해 쓰는 건 쉽지 않다. 그 과정은 사실 삶의 첫날부터 시작된다. 하지만 여기서 말하는 〈노화〉는 면역 체계가 늙어 가는 것이 뚜렷이 드러나는 상태를 이른다. 그게 언제인지는 개인마다 상이하기 때문에 정확한 시점을 이야기할 수는 없다. 다만 개인의 건강 상태를 고려하지 않고 평균치를 기준으로 설명해 보겠다.

일단 좋은 소식이 있다. 본인이 어떻게 하느냐에 따라 그 시점을 조정할 수 있다는 것이다. 물론 스스로도 막을 수 없는 특정 질병은 어쩔 수가 없다. 하지만 면역 친화적인 생활 방식은 그 시점을 긍정적으로 조정하는 데 확실한 도움이 될 수 있다.

대략 60세부터 면역 체계의 성능이 떨어지고, 그와 함께 감염에 대한 방어력도 줄어든다. 이는 주로 면역 체계가 더는 병원체에 대해 새로운 항체를 생산할 수 없는 상황과 관련이 있다. 우리 몸은 이제 몇 달, 몇 년 혹은 수십 년 전에 특정 병원체를 겨냥해 만들어 놓은 항체에 점점 더 의존할 수밖에 없다. 이 항체들은 더 이상 최고의 특수 부대는 아니지만 당연히 없는 것보다는 낫다.

면역력이 감소하는 또 다른 주요 이유로 척수 내 새로운 세포의 지속적 감소가 있다. 방어전에 투입되지 않는 비활성 B 세포도 평생 재생되어야 하는데, 그 수가 점점 줄어드는 것이다. 그것의 주된 원인 중 하나는 면역 체계가 일생 동안 만난 수많은 병원체 때문인 것으로 추정된다. 지속적인 염증 과정은 순진한 세포의 수를 줄인다. 따라서 새 병원체의 항원에 반응할 수 있는 세포의 레퍼토리는 계속 감소할 수밖에 없다.

게다가 면역 체계는 나이가 들면서 서서히 사지를 떨며 자꾸 무언가 깜박하는 경향을 보인다. 백신을 맞아도 노년층은 그에 대한 면역 기억력이 더 빨리 감소하는 것도 그 때문이다. 그렇다면 나이가 든 사람은 파상풍 같은 질병에 대한 혈액 속 항체 수치를 정기적으로 검사받는 것이 좋다. 정원 일을 하다가 여기저기 다치는 일은 드물지 않은데, 파상풍에 대한 면역력이 없다는 사실을 온몸에 경직성 경련이 나타난 뒤에 확인하는 것은 바람직하지 않다. 같은 이유로 노년층은 매년 독감 예방 접종을 받을 필요가 있다. 면역 기억을 강화하고, 병원체의 최신 버전과 친숙해지기 위해서다.

안타깝지만 면역 세포들은 청력도 점점 떨어진다. 이전에는 면역 세포 간의 소통이 더할 나위 없이 명료했다면, 노년에 접어들면 간혹 다들 보청기를 끼고 중구난방으로 자기 이야기만 떠들어 대는 혼란 속으로 빠져들곤 한다. 마지막으로 첫 번째 방어선(비특이적 면역군)과 두 번째 방어선(특이적 면역군)이 버티는 시간에도 변화가 생긴다. 노년층에서는 염증을 일으키는 물질인 사이토카인이 상당히 많이 생성된다. 이 과정을 염증성 노화라고 부르는데, 염증으로 노화가 촉진된다는 의미이다. 사이토카인이 얼마큼 증가할 때마다 어떤 구체적인 결과가 나타나는지에 대해선 아직 확실히 밝혀진 것이 없다.

면역 노화는 이처럼 면역 체계가 점점 늙어 가는 과정이다. 이런 현상을 무조건 두려워할 필요는 없다. 이유는 이렇다. 첫째, 면역 체계의 기능이 모든 영역에서 동일하게 떨어지지는 않는다. 둘째, 면역 체계가 예전보다 느슨해지는 데에도 나름의 이점이 있다. 비록 새로운 병원체나 변질된 체세포를 격퇴하는 일에서는 힘이 모자라고 그를 통해 일부 질병이 더 자주 생기더라도, 자가 면역 질환으로 고통받는 일은 줄어든다. 이건 면역 체계의 과민 반응에 새로 노출될 위험이 있는 사람에게만 해당되는 것이 아니다. 이미 수년 동안 특정 자가 면역 질환으로 고생하는 사람들도 고통을 덜 느끼게 된다.

알다시피 면역 체계의 노화에는 여전히 많은 의문 부호가 달려 있다. 남성과 여성, 청년층과 노년층을 따로 나누어서 다루는 의학은 새로운 연구 분야다. 최근 몇 년 사이에 면역 노화 관련 연구가 통계적으로 평균적인 남성(유럽을 기준으로 신장 178센티미터, 체중 82킬로그램, 발 사이즈 270밀리미터)을 대상으로 이루어진 것이 아니라는 사실이 밝혀졌다. 면역 체계에서 진실로 무슨 일이 일어나는지 알려면 더 많은 연구가 필요하다. 이는 노화의 비밀을 밝히는 데도 분명 도움이 될 것이다.

9장
면역 체계의 지원군

이제 틸만은 아무리 지독한 감기도 시간을 두고 기다리면 저절로 나으리라는 나의 단순한 조언을 이해했다. 일상생활을 힘들게 하는 성가신 감기 병원체를 떼어 내기 위해 예방 주사를 맞거나 다른 지원책을 동원할 필요는 없었다. 물론 그럴 리는 없지만 이 상태가 오래 지속되거나 이 증상 뒤에 좀 더 심각한 질병이 숨어 있다면, 틸만의 면역 체계에 도움의 손길을 내밀 지원군은 많았다.

내가 항생제라는 말을 입에 올렸을 때 셰어 하우스는 다시 열띤 토론에 빠졌다. 다들 살면서 한 번은 항생제를 먹어 봤고, 그에 대해 나름의 의견들이 있었기 때문이다. 리자는 항생제를 먹지 말고 우리 몸이 자연스럽게 낫기까지 충분한 시간을 주자는 의견인 데 반해 잔드라는 빡빡한 대학 생활로의 복귀를 단시간에 도와주는 현대 약리학의 축복을 마다할 필요가 없다고 주장했다.

우리의 면역 체계가 하나의 기적으로서 대부분의 질병에 나름의 해결책을 갖고 있다고 하더라도, 우리는 현대 의학의 존재에 감사해야 한다. 면역 체계를 지원하는 검증된 〈민간요법〉이 많기는 하지만 현대 의학은 그것들이 제공하지 못하는 다른 효과적인 가능성을 제공하기 때문이다.

항생제, 항균제, 항기생충제, 항바이러스제: 해독제

사실 이번 내용의 제목을 〈항감염제〉로 정해야 했을지도 모른다. 그래야 내가 말하려고 하는 바를 좀 더 포괄적이고 솔직하게 드러내 줄 터였다. 이제 우리는 다양한 균과 기생충, 바이러스를 막는 약물에 대해 이야기할 것이다. 여기다 박테리아를 억제하는 항박테리아제까지 더하면 완성된다. 항생제란 미생물이 만들어낸 물질로 다른 미생물을 선택적으로 억제하거나 죽이는 약제를 가리킨다.

　바이러스 감염의 경우엔 항생제가 무용지물이고, 박테리아 감염에는 항균제가 별 효과가 없다는 사실은 이해하기 어렵지 않다. 게다가 같은 항바이러스제라고 하더라도 모든 약제가 모든 바이러스를 성공적으로 막을 수는 없다. 그러기엔 병원체가 너무 다양하고 성질도 너무 다르다. 그렇다면 우리는 병원체라는 냄비에 딱 맞는 약물 뚜껑을 찾고, 가능하다면 단순히 증상만 치료하는 것이 아니라 원인까지 찾아내 조치하는 것이 중요하다. 이것의 성공 가능성은 적에 따라 다르다.

바이러스의 아킬레스건을 향해 — 항바이러스제

의사는 많은 바이러스 감염 사례에서 아마 모든 걸 방치하고 기껏해야 해열제 같은 대증약만 처방할 것이다. 그래서 환자는 다시 콧물이 흐르고, 수지상 세포가 몸에 체온을 올리라고 신호를 보내면 대개 일상적인 민간요법에 의존할 수밖에 없다. 이는 의사가 감기에 특효가 있는 비밀 병기를 숨겨 두고 내놓지 않는 것이 아니다. 바이러스 질환은 심각한 경우에만 중화기를 꺼내 들어야 하는 특별한 도전이라는 뜻이다. 왜 그럴까?

바이러스는 스스로 물질대사를 하지 못한다. 그건 곧 약물이 바이러스를 직접 공격할 수 없다는 뜻이다. 따라서 항바이러스제는 바이러스의 아킬레스건에 해당하는 증식에 주목한다. 바이러스는 숙주 세포를 이용해 증식한다. 바이러스를 막는 약물은 다양한 방법을 사용한다. 어떤 항바이러스제는 바이러스가 숙주 세포에 들어가는 것을 가로막는다. 그러니까 숙주 세포의 수용체를 점거해서 바이러스와 숙주의 연결점을 아예 차단해 버린다. 또 어떤 항바이러스제는 바이러스가 숙주 세포 안에서 자신의 복제 정보를 편하게 심을 수 없도록 한다.

가장 광범하게 사용되는 항바이러스제는 숙주 세포 속에서 바이러스의 생활 주기를 방해하는 계열이다. 작동 방식은 이렇다. 바이러스는 세포를 감염시키면 효소를 갖고 들어가거나 아니면 세포 안에서 자신의 핵산으로 효소를 만들어 낸다. 이 효소들은 후손 생산에 중요하다. 예를 들면 단백질을 가수 분해 하는 프로테아제, 바이러스 게놈을 읽는 중합 효소, RNA를 DNA로 변환하는 역전사 효소 같은 것들이다. 이 효소들은 부분적으로 특이적이기에 항바이러스 약물은 이것들을 집중적으로 공략해서, 바이러스가 증식하지 못하게 하거나 최소한 증식이 충분히 이루어지지 못하게 한다. 몇 년 전부터는 바이러스의 개별 조각들이 완전한 바이러스로 조립되지 못하도록 하는 물질이 연구되고 있다. 또 다른 항바이러스제는 숙주 세포 안에서 바이러스가 후손들을 체내로 내보내는 것을 차단한다. 그러면 바이러스 후손들은 숙주 세포의 수용체에 단단히 포박된다.

항바이러스 약물의 메커니즘은 효능과 내약성(耐藥性), 그리고 다른 저항과 관련해서 전체적으로 여전히 많은 물음표가 붙어 있다. 이런 이유에서 항바이러스제는 심각한 바이러스성 질환에만 투입된다. 그 예로 HIV나 C형 간염을 들 수 있는데, 이 질환에 대해서는 이미 많은 항바이러스제가 개발되고 테스트되었다. 반면에 가벼운 바이러스 감염의 경우에는 우리 몸이 스스로 자신을 돕는 능력에 초점을 맞추고, 다른 수단으로 지원하는 방안에 역점을 둔다.

여성 과학자의 공로 — 항균제

사람들은 약국에 가서 이 약을 찾을 때 약간 부끄러워할 때가 많다. 무좀이든 진균성 질염이든, 별로 입에 올리고 싶은 병명이 아니기 때문이다. 그럼에도 많은 사람이 이 질병으로 고생한다. 독일인의 약 10퍼센트가 무좀이 있고, 모든 여성의 최소 75퍼센트가 일생에 한 번은 진균성 질염을 앓는다.

그사이 이 질병들에 대한 효과적인 치료가 가능해졌다. 곰팡이균을 죽이는 살진균제, 또는 균의 증식을 억제하는 정균제를 써서 말이다. 항균제 가운데에는 많은 균류를 막는 데 도움이 되는 것과 한 가지 균류에만 특화된 것이 있다.

남성 중심의 면역학 역사에서 한 가지 예외가 있다. 두 여성이 가장 중요한 항균제 중 하나인 니스타틴을 개발한 것이다. 화학자 레이첼 풀러 브라운의 이름을 들어 본 사람은 아마 없을 것이다. 20세기 초에는 눈이 초롱초롱한 이 소녀에게 관심을 보인 사람이 거의 없었다. 그런 상황에서 브라운 할머니의 친구만 과학에 대한 그녀의 열정에 깊은 인상을 받아 학비를 대주었다. 이렇게 해서 그녀는 대학에 진학해 박사 과정을 밟을 수 있었다. 이후 면역학의 세계는 그녀를 주시했고, 1940년대가 되면서 점점 많은 사람이 항생제로 성공적인 치료를 받았다. 하지만 안타깝게도 항생제가 체내에서 곰팡이와 싸우는 좋은 박테리아도 함께 파괴한다는 사실을 알게 되었다.

1948년 당시 뉴욕주 보건부 소속이던 풀러 브라운은 미생물학자 엘리자베스 리 헤이즌과 생산적인 공동 연구에 돌입했다. 그 시작은 내열 유리병과 우편 교환이었다. 그들은 실험을 통해 인간에게 해롭지 않은 천연 항균제를 찾기 위해 유리병에 토양 샘플을 넣고 서로 우편으로 주고받았다. 1950년에 마침내 한 물질을 발견했다. 거기에다 두 사람이 일하는 기관의 이름을 따서 니스타틴이라는 이름을 붙였다. 브라운과 헤이즌은 1957년에 특허를 신청했고, 향후 여기서 발생하는 수익 전부를 비영리 연구 기관인 과학 진흥 연구 법인에 기부했다. 그로써 추가적인 연구가 촉진되었을 뿐 아니라 특히 여성들의 과학 연구를 지원하는 토대가 마련되었다. 오늘날까지도 니스타틴은 화학 요법과 병행하면 잠재적으로 치명적인 진균성 감염을 치료할 수 있는 기초 약물이다.

받아라, 벌레야! ― 구충제

곰팡이 질병이 그저 꺼림칙한 느낌만 자아낸다면 체내 기생충은 생각만으로도 혐오감을 불러일으킨다. 벌레, 이, 벼룩은 결코 가까이하고 싶은 것들이 아니다. 그러다 보니 모기를 비롯해 사람의 몸에 해를 가하는 벌레들을 죽이는 살충제에 대해서도 사람들은 별로 거부감을 느끼지 않는다. 우리는 대개 〈벌레〉 하면 이웃집 아이보다 개를 먼저 떠올린다. 하지만 인간도 결코 벌레와 멀지 않다. 추정컨대 우리 중 50퍼센트는 삶의 어느 시점, 주로 어린 시절에 요충의 습격을 받고, 때로는 감염과 재감염의 순환을 끊으려고 병원을 찾는다. 여기에 효과적인 것은 오래전에 검증된 구충제 피페라진이다.

20세기 전환기에 급속도로 성장한 제약 산업계에서 악티엔 화학 공장(이전에는 E. 셰링 약제상이었다)은 1871년부터 중요한 공급업체 역할을 했다. 1890년에 피페라진이 여기서 개발되어 회춘제로 홍보되었다. 그러나 기대에 걸맞은 효과는 나오지 않았다. 1940년대가 되자 이 약물이 통풍과 요충 치료에 효과적이라는 사실이 밝혀졌다. 오늘날에는 더 나은 치료법이 있기는 하지만, 당시에는 삶의 질을 심각하게 떨어뜨리는 끈질긴 체내 기생충을 효과적으로 치료할 수 있다는 사실만으로도 사람들은 두 손 들고 환영했다. 피페라진이 벌레의 탄수화물 대사에 필요한 효소를 억제하든, 벌레를 마비시켜 인체에서 배출시키든, 혹은 벌레의 장내 필수 지지 구조를 공격해서 굶어 죽게 하든, 환자에게는 아무 영향이 없었다. 벌레는 그 약물로 대개 삶을 마감했기 때문이다.

균으로 균을 제압하다 — 항생제

박테리아 격퇴는 바이러스 처치보다 한결 쉬워 보인다. 항생제 덕분이다. 물론 이 약물은 매우 특이적, 그러니까 매우 전문적이어서 인후염에는 효과가 있는 것이 라임병 보렐리아증에는 도움이 되지 않는다. 또 페스트에 투입할 수 있는 것이 여러 유형의 혈액 중독에는 효과가 없다. 그럼에도 항생제 개발은 의학사의 오랜 성공 사례. 물론 중간중간에 자잘한 실패도 있었다.

이 성공사는 수천 년 전에 시작되었다고도 볼 수 있다. 고대 이집트와 그리스 시대의 문헌에 이미 〈곰팡이 핀 빵〉이라는 표현이 사용되었고, 영국의 존 파킨슨도 1640년에 『식물 극장Theatrum *botanicum*』에서 그에 대해 보고했다. 또한 네덜란드의 안톤 판 레이우엔훅 역시 비슷한 시기에 현미경으로 발견한 박테리아에 〈극미 동물〉이라는 이름을 붙인 뒤, 런던 왕립 학회의 저명한 과학자 로버트 후크에게 이 사실을 알렸다.

박테리아의 발견 이후 임질과 매독이 확산되면서 치료 가능성을 찾는 일에 불이 붙었다. 그러나 돌파구를 찾기까지는 꽤 오랜 시간이 걸렸고, 19세기 말에야 비로소 그 길이 열렸다. 몇몇 중금속을 기반으로 만들어진 최초의 항생제는 질병 자체보다 오히려 부작용이 훨씬 심각할 때가 많았다. 그러다 파울 에를리히가 더 나은 조직학적 검사를 위해 조직 염색에 관심을 갖기 시작하면서 오랫동안 추측만 해오던 것이 증명되었다. 비소가 매독균을 죽인다는 사실이 밝혀진 것이다. 이렇게 해서 1909년에 에를리히는 최초의 항균제인 살바르산을 개발했다. 물론 엄밀하게 보면 항생제는 아니었다.

최초로 진정한 항생제를 발견한 일은 전체 의학사에서 가장 놀라운 사건 중 하나다. 우리는 이미 이 방면의 선구자가 알렉산더 플레밍이라는 사실을 알고 있다. 어쨌든 일반적인 인식으로는 그렇다. 하지만 여기서도 승자 독식의 원칙이 작동한다. 항생제를 투여하면 세균성 폐렴뿐 아니라 세균이 유발하는 다른 질병도 그 위력을 상실한다는 사실을 깨달은 사람이 플레밍 혼자만은 아니었기 때문이다. 그러나 플레밍은 결정적인 발견의 순간을 자신감 있게 적절히 묘사할 줄 아는 사람이었다. 그는 이렇게 보고했다. 〈1928년 9월 28일 해가 뜬 직후 일어났을 때 나는 세계 최초로 항생제를 발견함으로써 전체 의학의 역사에서 혁명을 일으킬 의도는 전혀 없었다. 하지만 결과적으로는 그렇게 되어 버렸다.〉 무슨 일이 있었던 것일까? 앞서 잠시 설명했듯이, 몇 주 만에 휴가에서 돌아온 플레밍은 포도상 구균을 키우던 배양판 일부가 푸른곰팡이에 오염된 것을 발견했다. 성공의 열쇠는 이 곰팡이였다. 곰팡이가 박테리아의 생장을 저지했다. 플레밍은 몇 주간 곰팡이균을 배양하고 정제해서 자신의 관찰이 계속 반복되는지 확인했다. 이어 곰팡이에 있는 무언가가 박테리아를 격퇴한다고 확신했다. 그런데 초기의 문제는 그 뒤로도 혼자서는 도저히 해결할 수 없는 지루한 난제로 남았다.

알렉산더 플레밍의 발견이 실험실 밖의 모든 환자에게 실질적인 도움이 되려면 곰팡이 배양액에서 활성 물질을 분리해 정제된 형태로 증식해야 했다. 이를 실현한 사람은 하워드 플로리였다. 그는 병리학 교수로서 대규모 실험실에서 재능 있는 과학자들을 이끌었을 뿐 아니라 연구 자금도 손쉽게 동원할 수 있었다. 그는 『영국 실험 병리학 저널*British Journal of Experimental Pathology*』의 지난 호에서 푸른곰팡이에 관한 플레밍의 기사를 접한 뒤, 1938년에 동료 언스트 체인과 함께 푸른곰팡 추출물을 생산해서 인간에게 테스트하기로 결정했다.

그러나 문제는 여전히 남아 있었다. 한 사람의 패혈증을 치료할 만큼의 페니실린을 생산하려면 약 2천 리터의 곰팡이 배양액이 필요한 것으로 추정되었다. 이런 어려움 때문에 초창기의 환자들은 치료 중에 목숨을 잃었다. 1940년 9월에 입원한 알베르트 알렉산더가 그 예다. 그는 정원에서 일하다가 장미 가시에 얼굴이 긁혔다. 상처로 연쇄상 구균과 포도상 구균에 감염되었고, 염증은 온몸으로 퍼져 나갔다. 닷새간 페니실린을 주사하자 호전되었지만 결국엔 사망했다. 페니실린이 부족했기 때문이다. 1년 뒤에야 이른바 기적의 약은 대량 생산이 가능해졌다. 앞서 언급한 영국의 두 과학자가 미국으로 건너가 대량 생산 방법을 찾아낸 것이다. 이로써 페니실린은 수백만 명의 생명을 구했고, 이 공로로 개발자는 1945년 노벨 의학상을 받았다.

그와 함께 마침내 항생제의 시대가 도래했다. 하지만 이미 새로운 난관이 기다리고 있었다. 플레밍은 노벨상 수상 연설에서 페니실린을 과도하게 사용할 경우에 박테리아 내성이 생길 수 있다고 경고했다. 실제로 다양한 항생제에 내성을 가진 병균은 인류의 현재적 재앙이다. 내성은 박테리아의 유전자 변형으로 생긴다. 작동 방식은 다음과 같다. 박테리아 중에는 두 배로 불어나는 데 시간이 얼마 걸리지 않는 종이 많다. 심지어 몇 분밖에 걸리지 않는 종도 있다. 이런 상황에서 항생제 용량이 너무 낮거나, 항생제가 너무 늦게 또는 너무 짧게 투입되면 몇몇 박테리아는 여전히 증식한다. 그러면 그중 일부는 변이를 일으키고, 변이 중 일부는 항생제와의 싸움에서 살아남을 가능성이 높다. 그 결과 도저히 감당되지 않는 새로운 내성균주가 생겨난다.

기본적으로 항생제에는 두 가지 유형이 있다. 우선 정균제는 박테리아 증식을 막는다. 이 경우에 소수의 잔존 병원체는 면역 체계가 처치한다. 다음으로 박테리아를 죽이는 살균 물질이 있다. 예를 들어 박테리아의 세포벽을 녹임으로써 박테리아가 생존하지 못하도록 하는 것이다. 박테리아는 자기 붕괴로부터 스스로를 지키는 세포벽이 있다. 인간 세포의 세포막과는 완전히 다르다. 페니실린을 비롯해 다른 항생제는 체내 세포의 막을 손상시키지 않으면서 박테리아의 세포벽 합성을 저지할 수 있다. 이 작업을 위해 특수군과 일반군이 존재한다. 특수군은 특정 박테리아만 전문적으로 노리는 부대이고, 일반군은 이른바 광역 항생제로서 활동 범위가 넓어 특수군이 투입되기 전에 세균성 병원체를 향해 전방위적으로 총알 세례를 퍼붓는다.

면역 체계 훈련: 예방 접종

2,500년 전에 이미 고대 중국인들은 예방 접종의 원리를 사용했다. 바이러스 감염으로 발생하는 천연두는 수천 년 동안 인류에게 두렵고도 종종 치명적인 재앙이었다. 일단 오한과 고열로 시작해서 온몸에 곧 고름이 찬 물집을 만들었고, 이것이 터지면서 악취가 나는 액체를 분비한 다음 딱지가 생겼다. 그 여파로 마비와 실명, 뇌와 장기에 손상이 발생했다.

의학사가들은 신약 성서에 나오는 일곱 가지 재앙 중 여섯 번째가 천연두 전염병이 아닌지에 대해 오랫동안 논의해 오고 있다. 심지어 이집트의 유명한 미라 중 하나인 람세스 5세의 유골에도 천연두 흉터와 비슷한 피부 자국이 있다. 파라오도 피해 가지 못할 만큼 치명적인 병이었다. 그런 이유로 천연두 환자의 시체는 때로 적의 성을 포위해 공격할 때 생물학적 무기로 사용되기도 했다. 공격자들은 천연두 시체를 도시의 성벽 너머로 던진 다음, 위험한 바이러스가 퍼질 때까지 보통 1~2주 동안 조용히 기다리다가 병이 충분히 번졌다 싶으면 전염병으로 약해진 도시로 쳐들어갔다.

종두법

영리한 중국인으로 다시 돌아가 보자. 그들은 천연두 종기를 긁어내어 고름을 말린 다음에 그 가루를 코담배처럼 흡입하면 천연두에 면역이 된다는 사실을 알아차렸다. 어떻게 그런 생각을 하게 되었는지 참으로 놀라울 따름이다. 아무튼 이런 접종 방식을 종두법이라고 하는데, 이는 단순히 농포 가루를 코로 흡입하는 것에 그치지 않고 침을 통해서 피부 아래에 주입할 수도 있었다. 1742년 중국 의학서 『의종금감(醫宗金鑑)』에 나오는 내용이다. 이처럼 살아 있는 병균의 병원성을 약화시켜 인체에 투입하는 생(生)백신 접종의 원리는 17세기에 터키에 전해진 뒤 곧 유럽에도 알려졌다.

얼마 뒤 영국의 젊고 부유한 의사 에드워드 제너가 종두법에 관심을 보였다. 그의 이야기는 의료 혁신 면에서 어쩌면 동일한 원칙을 훨씬 이전에 기술하고 적용했지만, 자신의 발견을 과학적 맥락에 끼워 넣는 것을 소홀히 한 사람들을 의학계가 어떻게 외면했는지를 보여 주는 또 하나의 예라고 할 수 있다.

그러니까 제너는 예방 접종을 실시하거나 예방 접종의 원리를 관찰하고 기술한 최초의 사람이 결코 아니라는 것이다. 예를 들어 오스만 제국 주재 영국 대사의 아내 메리 워틀리 몬터규는 고국에 있는 친구에게 편지를 써서, 술탄 아흐메트 3세의 대규모 예방 접종 캠페인을 전했다. 오스만 제국의 지배자는 매년 어린이의 10퍼센트 정도가 천연두로 죽어 가는 것을 더는 지켜보고 싶지 않았다. 따라서 중국에서 들어온 보고를 믿기로 결정하고, 종두법으로 수천 명의 사람을 고의로 천연두에 감염시켰다. 몬터규 부인의 말에 따르면, 이로 인해 아무도 죽지 않았다고 한다. 물론 곧이곧대로 믿기 어려운 말이다. 하지만 접종을 받지 않은 사람들보다 사망률이 훨씬 낮았던 것은 분명해 보인다. 심지어 그녀는 자신의 아들 에드워드도 예방 접종을 받게 했다고 한다.

그러나 이런 용기를 낸 사람은 몬터규 부인 혼자뿐이었다. 영국에서 예방 접종의 돌파구를 열려는 시도는 의료계의 저항으로 번번이 실패했다. 날카로운 눈을 가졌지만 전문 의학 교육은 받지 않은 여성의 말을 런던 왕립 학회가 진지하게 들으려고 하지 않은 것이다. 그것도 머나먼 콘스탄티노플 땅에서 온 소식이 아니던가! 결국 일이 성사되기까지는 적절한 인맥과 올바른 관찰력을 갖춘 에드워드 제너가 나서야 했다. 그는 목장에서 일을 하면서 무해한 우두에 자주 감염된 하녀들이 신기하게도 치명적인 검은 천연두에 걸리지 않는다는 사실을 간파했다. 이렇게 해서 하나의 가설이 세워졌다. 소에서 뽑아낸 무해한 우두가 진짜 천연두로부터 우리를 보호해 준다는 것이다. 이를 증명하기 위해 제너의 하인 제임스 필립스의 여덟 살 아들이 동원되었다. 당연히 윤리적으로 문제가 많은 실험이었다. 제너는 더 이상 고민하지 않고 그 소년을 우두에 감염시킨 뒤 6주를 기다렸다. 그러고는 진짜 천연두에 감염시켰다. 이로써 강제로 동원된 피험자에게는 작은 행운이지만, 인류에게는 크나큰 행운이 찾아왔다. 예방 접종의 원칙이 탄생한 것이다.

그런데 제너의 발견은 처음엔 과학계에서 거부되었다. 그럴 만한 이유가 있었다. 그의 이론을 뒷받침하는 것은 오직 한 차례의 실험밖에 없었기 때문이다. 어쩌면 이 모든 게 우연이 아니었을까? 결국 제너는 단순히 윤리적인 문제를 넘어 더 큰 도박을 했다. 11개월 된 자신의 아들 로버트를 비롯해 다른 많은 아이를 실험 대상으로 삼은 것이다. 지금이었다면 당장 감옥에 갈 일이지만 당시에는 환호를 받았다.

예방 접종의 원칙은 오늘날까지도 다르지 않다. 사람을 아프게 하는 병원체를 인식해서 제거하도록 면역 체계를 훈련시키는 것이다. 이 역시 기본적으로 다른 모든 학습 과정과 동일하다. 태어날 때부터 축구를 할 수 있는 사람은 없다. 우선 게임이 어떻게 작동하는지 적절히 설명해 주는 선생이 필요하다. 예를 들어 상대 팀 골문을 향해 공을 발로 차야 하고, 손을 써서는 안 된다거나, 그 밖에 지금 당장은 이해할 수 없더라도 페널티 킥과 스로인, 오프사이드에 관한 설명도 이어져야 한다.

이 모든 것은 당연히 연습해야 한다. 어떤 때는 드리블에 초점을 맞추고 어떤 때는 패스와 슈팅에 주안점을 둔다. 선수들의 상호 작용도 훈련해야 한다. 그렇지 않으면 팀이 하나의 팀으로서 작동하지 못한다. 코치는 잘 단련된 선수들만 상대방 골문을 향해 풀어놓는다. 일단 축구를 할 수 있게 되면 규칙은 결코 잊지 않는다. 어쩌면 평생 동안 말이다. 이것이 능동 예방 접종의 원칙이다. 반면 수동 예방 접종은 실제로 병이 들었을 때만 실시한다는 점에서 구분된다. 그러니까 일부 질병에서 특정 항체를 직접 주입하는 식이다. 효과는 빠르지만, 작용 기간은 몇 주 혹은 몇 개월밖에 되지 않는다. 이 원리는 나중에 좀 더 자세히 다루겠다.

약화시킨 병원균과 죽인 병원균 — 생백신과 사(死)백신

제조법은 무척 간단하다. 한 병원체를 가져와 약화시키거나 죽이면 된다. 전자는 면역 반응이 더 뚜렷하고 길지만, 위험이 따른다. 병원체가 기본적으로 여전히 살아 있어서 일부 사람은 오히려 접종으로 병에 걸릴 수 있기 때문이다. 반면 후자는 대개 면역 기간이 짧지만, 죽은 병원체는 증식 능력이 없기에 병을 유발하지 않는다.

죽은 병원체는 그 전체를 사용하거나, 아니면 면역 체계가 탁월한 반응을 보이는 일부 성분만 사용된다. 이 성분은 많은 연구와 동물 실험을 통해 인체에 대한 안전성 검사를 거친다. 여러 단계로 검사가 진행되는데, 맨 처음엔 소수의 건강한 사람을 상대로 백신의 내약성을 확인한다. 그다음엔 좀 더 많은 건강한 사람을 대상으로 완벽한 면역 반응에 필요한 백신 용량과 한 번에 주입해야 할 백신 용량을 지켜본다. 세 번째 단계는 대량 테스트다. 예방 효과를 검증하기 위해 질병의 빈도에 따라 감염 위험이 높은 최대 1만 명의 사람에게 접종을 실시하는 것이다.

그런데 사백신(비활성 백신)은 그 자체로 충분한 면역 반응을 일으키지 않을 때가 많다. 면역 세포들은 사백신이 들어와도 지루한 표정으로 느긋하게 등을 기대고 앉아 강도 높은 면역 반응을 보일 생각을 하지 않는다. 그렇다면 병원체의 성분 외에 우리 몸의 주의를 환기시킬 위험 신호가 필요하다. 그럴 목적으로 백신에 〈백신 보조제〉를 첨가한다. 예를 들어 톨유사수용체를 움직이는 패턴 인식의 특징을 백신에 추가하거나, 수산화 알루미늄 또는 인산 알루미늄을 섞는 식이다. 이런 형태의 백신이 근육에 들어가면 앞서 자연 면역 반응에서 설명한 것과 똑같은 면역 반응이 시작된다.

우리는 예방 접종을 하면 일반적으로 몇 년간, 혹은 일부 백신의 경우 심지어 평생 동안 보호를 받는다. 따라서 생후 처음 몇 년 동안에 예방 접종이 집중적으로 실시된다. 그럴 때마다 부모는 걱정스레 아이의 면역 체계에 무리가 가는 것은 아닌지 묻는다. 하지만 그렇지 않다. 축구팀이 훈련하는 동안 핸드볼과 하키, 싱크로나이즈드 팀도 동시에 연습할 수 있다. 그들은 서로 방해하지 않을뿐더러 지치지도 않는다. 예방 접종도 마찬가지다. 어떤 B 세포 그룹이 팽창해서 열심히 학습한다고 해서 다른 그룹이 타격을 받지는 않는다.

이 말은 논리적으로 들리고 실제로 논리적이기도 하다. 설득이 이리 간단하면 좋겠지만, 다른 진실도 있다. 예방 접종에는 대부분 위험하지는 않지만 부작용이 있다는 사실이다. 이에 편승해 예방 접종 반대자들은 접종의 신뢰를 떨어뜨리기 위해 이따금 비윤리적인 방법도 마다하지 않는다.

비극적인 예로 전직 의사 앤드루 웨이크필드를 들 수 있겠다. 그는 1998년에 볼거리, 홍역, 풍진을 일으키는 세 가지 바이러스에 대한 혼합 백신이 자폐증을 유발한다고 주장했다. 그가 주원인으로 지목한 것은 면역 반응을 향상시키는 알루미늄이었다. 사실 우리는 예방 접종보다 알루미늄 포일에 생선을 굽거나 요구르트 뚜껑을 핥을 때 더 많은 알루미늄을 흡수하지만, 그에게 그런 건 고려할 대상이 전혀 아니었다. 알루미늄이 자폐증을 일으킨다는 것만이 문제였다. 이는 부모들에게는 한마디로 악몽이었지만, 모두 거짓말이었다. 웨이크필드의 결과는 재차 입증되지도 않았다. 수백 건의 연구 결과, 그의 주장은 사실이 아님이 밝혀졌다. 오히려 웨이크필드가 자폐 아동의 부모로부터 연구 기금을 받은 사실이 드러났다. 그러니까 그의 연구는 진실을 목적으로 한 연구가 아니라 로비와 피해 보상을 위한 위탁 연구였다. 웨이크필드는 고발당했고 의사 면허를 잃었지만, 사태는 진정되지 않았다. 이미 엎질러진 물이었다. 예방 접종률은 급격히 떨어졌고, 갑자기 전 세계적으로 홍역이 다시 유행했다. 그로써 거의 근절된 것처럼 보였던 아동기 질병이 재차 수많은 희생자를 낳았다.

예방 접종률의 하락은 당연히 집단 면역의 상실을 뜻한다. 집단 면역은 특정 질병에 대해 충분한 수의 사람이 예방 접종을 받았을 때 생기는 현상인데, 이 경우에 병원체는 새로운 희생자를 찾기 어려워진다. 불길을 잡는 것과 비슷하다. 숲에 불이 나면 불꽃은 이 나무에서 저 나무로 신나게 옮겨붙는다. 시간이 충분하다면 소방대는 물로 불만 끄는 것이 아니라 방화벽을 만들어 불길 자체를 잡으려고 한다. 불이 한꺼번에 옮겨붙을 수 없을 만큼 길쭉한 땅에서 나무를 비롯해 기타 가연성 물질을 모두 제거함으로써 가능한 일이다. 예방 접종을 통한 집단 면역(집단 감염도 마찬가지다)에서 우리는 모두 한 그루의 나무다. 하지만 즉각 벌목할 필요는 없다. 예방 접종을 받는 것으로 충분하다. 그러면 우리는 바이러스가 뛰어넘을 수 없는 거대한 장벽이 되어 특정 이유로 예방 접종을 받을 수 없는 소수의 허약한 사람을 보호할 수 있다. 이로써 우리 각자는 알렉상드르 뒤마의 삼총사처럼 우리 모두가 하나라는 사실을 서로 끊임없이 확인한다.

집단 면역을 형성하기 위해 독일은 모든 국민에게 반강제적으로 홍역 예방 접종을 받게 했다. 부모의 개인적 신념에 따라 홍역 예방 접종을 받지 못한 아이는 보육 시설에 들어가지 못하게 하는 규정을 만든 것이다. 공동체의 안전이 전염성 높은 병원균에 의해 심각하게 훼손될 수 있음을 감안하면 충분히 이해할 만한 결정이다.

인류를 위한 큰 발걸음 — mRNA 백신

약 30년 전 과학자들은 아주 훌륭한 아이디어를 냈다. 한 바이러스의 전체 또는 일부를 인체에 넣는 대신 바이러스의 유전 정보 중 일부, 즉 mRNA(전령 RNA)를 인체에 투입하는 것만으로도 충분하리라는 생각이었다. 병원체가 체내 세포에게 자신을 들여보내 달라고 설득할 때 사용하는 단백질의 생성을 담당하는 mRNA였다. 과학자들의 생각은 이랬다. mRNA를 실험실에서 생산해 체내에 넣으면 우리 몸이 알아서 mRNA에 의해 만들어진 단백질에 항체를 생성하기 시작할 것이고, 그러면 나중에 그 단백질을 가진 실제 병원체가 들어왔을 때 면역 세포는 무엇을 해야 하는지 이미 알고 있으리라는 것이다.

코로나 팬데믹에서 처음으로 성공한 mRNA 백신의 원리는 아주 간단했다. 다만 백신 개발 과정에서 온갖 걸림돌을 제거하는 데 몇 년이 걸렸다. 이유는 분명했다. 첫째, 과학자들은 우리 몸이 극심한 면역 반응을 일으키지 않도록 mRNA를 변형하는 방법을 익혀야 했다. 백신을 맞은 사람이 병들면 안 되기 때문이다.

둘째, 면역 세포들이 mRNA를 즉시 파괴하지 않고 받아들이게 하는 방법을 찾아야 했다. 셋째, mRNA가 면역 세포로 가는 동안 혈액에서 보호받으려면 미세한 캡슐로 mRNA를 둘러싸야 했다. 이 모든 과정을 거쳐 마침내 mRNA 백신이 개발되었고, 이것이 기존 백신들보다 더 강력한 면역력을 생성할 수 있다는 사실이 밝혀졌다. 즉, mRNA 백신이 항체와 킬러 세포를 만들어 내는 면역 체계의 기능을 한층 강화한 것이다.

일부 연구 기관이 mRNA 백신의 기능성 및 시장성 면에서 막 가능성을 보였을 때 코로나가 찾아왔다. 이는 mRNA 백신 연구에만 행운이 아니라 결국 우리 모두에게도 행운이었다. 팬데믹이 시작된 지 몇 주 만에 중국 과학자들은 사스코로나바이러스2의 유전자 코드를 해독했고, 독일과 미국의 mRNA 백신 연구자들은 적절한 백신을 만들어 동물과 인간에게 차례로 실험했다. 모든 테스트는 불과 몇 개월 만에 완료되었고, 백신은 그로부터 1년도 채 안 되어 실제로 사용이 가능해졌다. 이는 다른 질병에도 희망을 주는 놀라운 성과였다. 장차 C형 간염과 HIV, 인플루엔자 같은 다른 병원체에 대한 mRNA 백신 개발에도 좋은 소식이 찾아올 것으로 보인다.

유전 정보 셔틀 시스템 — 벡터 백신

벡터 기반 백신은 인간에게 무해하거나 약화시켰거나 죽은 바이러스로 만든다. 예를 들어 침팬지에게는 질병을 유발하지만 인간에게는 별 영향을 끼치지 않는 감기 바이러스, 코로나 벡터 백신의 경우엔 죽은 인간 감기 바이러스(아데노바이러스), 또는 바이러스 항원의 청사진에 해당하는 추가 유전 정보 같은 것들을 이용해서 만든다. 체세포는 이 정보들을 모조리 읽고 다량의 항원을 생산한다. 이것이 방출되면 〈진짜〉 병원체가 들어오는 순간에 활성화하는 항체가 만들어진다.

벡터 바이러스의 작동 원리는 바이러스 성분의 유전 정보를 전달하는 셔틀 시스템과 비슷하다. 물론 벡터 백신 역시 거의 모든 백신과 마찬가지로 바이러스 감염을 항상 완전히 예방하지는 않는다. 하지만 해당 질병이 더는 생명에 위협이 되지 않을 만큼 증상을 완화한다. 벡터 백신도 코로나 팬데믹으로부터 추동력을 얻었지만, 갑자기 새로 나타난 것은 아니다. 에볼라 백신은 이미 승인된 것이 있고, HIV 및 지카 백신은 현재 개발 중으로 다양한 테스트 단계에 있다.

요원한 꿈 — 암 예방 접종

암이 무엇이냐고 물으면 대부분 비정상 세포에 의한 질병이라고 대답한다. 맞는 말이다. 하지만 100퍼센트는 아니다. 엄밀하게 보면 그런 암은 약 83퍼센트다. 나머지 17퍼센트는 바이러스 감염에 의한 것으로 알려져 있다. 또한 아직 발견되지 않은 바이러스로 인한 다른 암이 있을 수도 있다. 자궁 경부암을 일으키는 인유두종 바이러스, 즉 HPV가 대표적이다. 이것은 여성에게만 해당되는 이야기로 들리지만, 아니다. 남성도 HPV 감염으로 여러 가지 암에 걸릴 수 있다.

바이러스는 성관계처럼 피부 대 피부 접촉으로 전염될 수 있다. 다만 여기엔 노림수가 있다. 바이러스 감염이 눈에 띄지 않거나, 바이러스가 수년간 잠복 상태로 남을 수 있다는 점이다. 장기간의 감염은 암을 일으킬 수 있다. 여성의 경우에 자궁 경부암은 두 번째로 흔한 암이자 세 번째로 빈번한 암 사망 원인이다. 따라서 이런 유형의 암을 막으려면 예방 접종이 가장 효과적이고도 간단한 방법이다. 독일에서는 이미 9세 이상의 모든 어린이에게 접종을 권한다.

앙코르: 면역 요법

면역 요법은 아직 신생 분야이지만 큰 진전이 이루어지고 있다. 넓은 의미로 보면 면역 요법은 면역 체계와 관련한 모든 종류의 치료를 뜻하지만, 좁은 의미로 보면 면역 체계의 자연스러운 물질을 인공적으로 생산해서 투여하는 것을 가리킨다. 예를 들면 사이토카인, 항체, 면역 세포(특히 T 세포), 면역 조절제 같은 것들이다.

치료의 공룡 — 사이토카인 투여

사이토카인은 앞서 설명했듯이 면역계의 신호 사슬에서 결정적인 역할을 한다. 사이토카인 그룹에는 케모카인, 인터페론, 인터류킨이 있다. 이것들은 일반적으로 선천성 면역 반응이 경보를 울리면 신속하고 정확하게 방출된다. 그런데 일부 암 같은 특정 질환에서는 이 정교한 메커니즘이 교란된다. 그래서 사이토카인의 투여가 필요하다. 예를 들면 인터페론을 몸에 주입하는 식이다.

사이토카인 투여의 역사에서 중요한 공룡은 인터페론 알파-2a라는 작용 물질이다. 현재는 더 효과적인 약물이 있기 때문에 그 쓰임새도 얼마 남지 않았다. 하지만 코로나 팬데믹 시기에 또 한 번 우뚝 선 인터페론 알파-2a를 기리는 기념비를 세워야 한다고 생각한다. 인터페론 알파-2에는 a와 b 이렇게 두 가지 유형이 있으며, 바이러스에 감염된 세포가 방출한다. 자신에게 관심을 가져 달라고 다른 세포들에게 당부하는 신호다. 그러면 다른 세포들은 항바이러스 프로그램을 상향 조절함으로써 바이러스의 새로운 세포 정착을 저지한다. 아울러 면역 세포의 활성화와 함께 몸 전체가 비상 상황으로 전환되면서 바이러스의 확산이 힘들어진다. 사람들이 이 메커니즘을 깨달은 지는 벌써 반세기가 넘었다. 1950년대에 전 세계의 연구자들은 인터페론을 추적했고, 나중에는 인터페론 알파-2a가 특정 암의 치료에 유망하다는 사실까지 밝혀냈다. 그러나 독감 유사 증세와 우울증, 빈혈 같은 고약한 부작용이 따랐다. 그 때문에 대형 제약사들은 최근 몇 년 사이 생산을 중단하기도 했다. 그럼에도 일부 의사들(예를 들어 쿠바 의사들)은 이 〈기적의 약물〉이 코로나19와의 싸움에서 획기적인 길을 열어 주리라 기대했다. 그러나 솔직히 말해서 단기적인 성과는 증명되지 않았다. 다만 그들은 다음 원칙에 기댔을 가능성이 크다. 유익한 것으로 입증된 치료법이 없는 상태에서는 무언가 도움이 될 것으로 추정되는 치료법을 시도해 볼 수 있다는 것이다. 인터페론 알파-2a는 이미 수십 년 동안 항바이러스 효과가 입증되었다. 그러나 이 치료법을 뛰어넘는 약이 개발될 시점도 멀지 않았다. 코로나19 퇴치에 좀 더 효과적인 방법들이 현재 목전에 있다.

신비로운 물질 — 항체 요법

면역 요법에서는 해로운 항원에 완벽하게 들어맞는 항체를 즉시 만들어 내는 것이 가장 좋지 않을까? 아주 간단하게 들리지만 여기엔 다양한 도전이 도사리고 있다. 엄밀하게 보면 이 아이디어는 에밀 폰 베링의 선구적인 연구 이후 150년 가까이 존재해 왔다. 그는 소독에 관한 연구를 진행하면서 병균 박멸이 외부뿐 아니라 내부에서도 이루어져야 한다고 생각했다. 하지만 그가 동물에게 실험한 물질 가운데 어느 것도 성공을 거두지 못했다. 박테리아는 제멋대로 행동했다.

이런 상황은 폰 베링이 보건 연구소의 초빙으로 베를린으로 날아간 1889년까지 이어졌다. 그곳에서는 당시 가장 유명한 미생물학자였던 로베르트 코흐와 일본의 기타자토 시바사부로가 연구를 하고 있었다. 이들은 특정 감염에서 살아남은 동물의 혈액이 아직 병들지 않은 동물의 면역에 사용될 수 있음을 발견했다. 코흐는 그런 작용을 하는 신비로운 물질을 항독소(오늘날의 항체)라 불렀는데, 앞서 뱀독에 대한 혈청 개발에서 언급한 용어다.

폰 베링은 체계적으로 연구를 진행했다. 그 과정에서 가장 필요한 것은 무엇보다 항독소를 충분히 생산할 수 있는 적절한 실험동물이었다. 따라서 그가 방대한 동물 축사를 소유한 것은 자연스러운 일이었다. 축사의 백미는 단연 혈청 말 몇 마리였는데, 그들에게는 각각 이름이 있었다. 오늘날 우리는 예방 접종의 돌파구를 마련해 준 말들의 이름을 안다. 클라라, 로테, 파울, 에밀이다. 이들의 도움으로 폰 베링과 그의 팀은 충분한 양의 항체를 얻었고, 얼마 지나지 않아 파울 에를리히의 지도하에 그다음 중요 단계로 나아갔다. 예방 접종을 위해 항체 혈청을 얼마큼 투여해야 하는지, 또 언제 접종을 해야 하는지 밝혀내는 일이었다. 모든 문제가 명쾌해졌고, 폰 베링은 1894년에 가장 무서운 아동기 질병 중 하나인 디프테리아에 맞설 항독소를 만들어 냈을 뿐 아니라 제약업체와 수익성 높은 대량 생산 계약까지 체결했다. 이로써 에밀 폰 베링과 파울 에를리히는 최초의 대량 백신을 만들어, 상당수 질병을 효과적으로 예방하는 신세기의 길을 열었다.

세월이 흘러 항체 요법에서 놀라운 진보가 이루어졌다. 예방 접종은 많은 영역에서 자명한 일이 되었고, 독자적인 영역을 확보했다. 오늘날 항체 요법은 주로 암 연구 및 치료 영역에서 다루어진다. 매년 인상적인 발전이 거듭되고 있지만 여전히 위험하고도 심각한 문제들이 숨어 있다.

첫 번째 문제는 분류가 가능하지만 개인마다 약간씩 다른 항체가 수천 가지 존재한다는 것이다. 따라서 항체 요법의 상당 부분은 수많은 난관을 넘어야 하는 개인 맞춤형 의학이다. 두 번째 문제는 항체가 온전히 합성으로만 만들어지는 것이 아니라 실험실에서 적합한 B 세포가 그런 항체를 만들도록 유도해야 한다는 것이다. 이 항체들은 혈액 속에서 자유롭게 둥둥 떠다니기에 면역 세포 배양액에서 잘 골라내어 정제한 다음 치료에 투입해야 한다. 세 번째 문제는 특정 병원체뿐 아니라 변질된 체세포도 위장술이 뛰어나 항체의 임무 수행을 어렵게 한다는 점이다.

항체 요법은 기본적으로 보편적 아이디어라는 점에서 여전히 문제를 안고 있다. 알레르기, 알츠하이머, 또는 바이러스 질환에 대한 항체의 표적 투입은 잠재적으로 큰 성공을 약속한다. 여기에는 코로나 팬데믹도 결정적인 기여를 했다. 그사이 바이러스성 질환의 효과적인 치료를 위해 단일 클론 항체가 활발하게 논의되고 있다. 미디어의 탁월한 연출력이든, 아니면 실제로 기적에 가까운 효과가 있든 단일 클론 항체는 예를 들어 당시 미국 대통령이던 도널드 트럼프에게 효과를 보였다. 그가 코로나에 걸렸을 때 투여한 제제는 모두가 납득할 만한 효과만 보인 것이 아니라 항체 치료의 또 다른 문제점을 노출했다. 가격이 비싸다는 것이다. 몇 개월 전에 독일 연방 정부는 4억 유로를 주고 20만 회분의 항체 치료제를 구입했다. 이것을 환자 한 명당 열흘가량 투여한다고 가정하면 2천 유로가 든다. 게다가 급성일 경우, 그것도 감염이 온몸에 퍼지기 전의 초기 단계에만 효과가 있는 데다 다음 도전도 이미 기다리고 있다. 항체 치료제는 한 병원체에만 전문적으로 반응하기에 돌연변이는 치료할 수 없었다.

마지막으로 앞서 언급한 면역 체크 포인트 억제제도 일종의 항체 치료제이다. 이것들은 외부 침입자나 변질된 체세포에만 작용하는 것이 아니라 평소 T 세포의 격렬한 반응을 완화하는 체크 포인트도 통제한다.

연쇄 살인마 탁송 — T 세포 투여

면역 요법의 또 다른 아이디어는 T 세포를 직접 투여하는 것이다. 면역 체계의 이 연쇄 살인마는 침입자로 확인된 이물질을 처치하기 위해 존재한다. 이것저것 따지지 않고 덤비는 T 세포들을 병의 온상으로 풀어놓는 것보다 더 확실한 방법이 있을까?

이 아이디어는 새로운 것이 아니라 계속 발전해 왔다. 옛날에는 암 환자의 몸에서 문제의 종양에 전문적으로 작용하는 T 세포를 추출한 다음, 정제하고 증식시켜 재투입했다. 오늘날에도 시작은 동일하다. 다만 추출한 면역 세포의 표면에다 인공적인 개량 작업을 거친, 환자에게 딱 맞는 T 세포 수용체를 추가 배치한다. 이는 기본적으로 벡터로 삽입한 추가 유전자 조각이기에 아무 문제를 일으키지 않지만 여전히 소모적인 다음 절차가 기다리고 있다. 그 방식은 예전과 같이 증식과 재투입이다. 하지만 결정적인 차이가 있다. 이제는 체내에서 활발하게 증식하고 자연 상태보다 훨씬 더 많은 T 세포를 끌어들이는 살아 있는 약물이 개발되었다는 점이다.

지금은 여기서 한 걸음 더 나아갔다. T 세포 자체만 사용하는 것이 아니라 수지상 세포까지 이 일에 끌어들인 것이다. 물론 수지상 세포는 T 세포의 활성화를 담당하므로 예방 치료의 이상적인 후보라 할 수 있다. 따라서 이제는 몸에서 성숙한 T 세포를 직접 추출하는 대신 단핵구(면역계의 전신 세포)와 수지상 세포를 혈액에서 추출해 대량으로 증식하고, 이어 그 세포들에 항원을 주입한다. 무척 효과적인 아이디어다. 수지상 세포는 항원을 제시하는 아주 넓고 긴 팔을 갖고 있기 때문이다.

이 방법은 처음엔 터무니없게 느껴질 수 있지만 그렇지 않다. 항원은 몸속에 의도적으로 정확한 양만 투입된다. 그러니까 수지상 세포는 T 세포가 항체 생산에 박차를 가할 수 있을 만큼만 적절하게 항원의 양을 제시한다. 이 아이디어가 성공할지는 두고 봐야 알 일이다. 아직 연구가 초기 단계이기 때문에 최종적으로 성공과 실패를 논하기에는 너무 이르다.

비약적 혁신 — 체크 포인트 억제제
이제 면역 체계의 주역들과 관련해서 면역 조절의 원리를 알 것이다. 조절 T세포의 경우, 면역 반응과 면역 관용의 균형을 찾는 문제가 중심에 서 있다. 치료 방법도 이 조절 기능에서 실마리를 찾는다. 예를 들면 종양학에서 피부암 전 단계에 투여하는 작용 물질 이미퀴모드가 그렇다. 20년 가까이 사용되어 온 이 약은 피부의 톨유사수용체 7을 활성화시켜, 염증 반응을 유도하고 또 표적 방식으로 세포를 공격할 수 있도록 면역 체계를 국부적으로 자극한다.

몇 년 전 면역 조절제의 병기창에 비스모데깁이라는 새 약물이 추가되었다. 마찬가지로 인체의 강한 면역 반응을 허용하는 억제제이다. 이 약은 종종 비약적 혁신이라 불릴 정도로 효과가 좋다. 간단히 말해, 단기간에 세상을 결정적으로 바꾸고 과거의 프로세스와 제품을 한순간에 불필요한 것으로 만든 혁신이라는 뜻이다. 그런 면에서는 다른 차원으로 세상을 바꾼 스마트폰과 비슷하다. 어쨌든 이 약물은 빠르게 증식하기 위해 특정 종양 세포를 이용하는, 이른바 헤지호그 신호 전달 경로의 수용체를 점령한다. 비스모데깁은 최신형 휴대 전화만큼 대중 매체로부터 화려한 주목을 받지 못하고 있지만, 독일에서 매년 새롭게 발생하는 17만여 명의 환자들에게는 커다란 희망의 불꽃이다.

10장
민간요법

내 설명을 듣고 틸만은 안도하는 듯했지만, 이 정도 감기에 항생제를 복용하는 것이 정말 옳은지에 대해서는 쉽게 결정을 내리지 못했다. 나 역시 그의 의견에 전적으로 동의했기에 무해한 감염에 훌륭한 대안이 될 수 있는 민간요법의 장점에 대해 일장 연설을 했다. 민간요법에도 당연히 입증된 것과 그렇지 않은 것을 구별해야 했다. 여기서 입증되었다는 것은 과학적인 증거가 있다는 뜻인데, 민간요법 중 상당수는 그효과에 대한 과학적 증거가 다소 희박했다. 따라서 나는 틸만의 통증 호소와 민간요법의 이점에도 불구하고 룸메이트들에게 몇 가지 경고를 아끼지 않았다. 일상에서 그들은 면역 체계에 도움이 되지 않는 행동을 할 때가 많았기 때문이다.

면역 체계는 매일 박테리아와 바이러스, 곰팡이, 기생충, 변질된 체세포로부터 우리를 지키기 위해 열심히 달린다. 우리는 최대한 그에 상응하는 노력을 기울임으로써 면역 체계의 부담을 줄여 주어야 한다. 평소에 면역 체계를 돌보고 강화하는 것은 그 충실한 조력자들을 위해 우리가 해야 하는 최소한의 의무다. 이것이 바로 내가 셰어 하우스의 룸메이트들에게 한 말이다. 일상의 자잘한 건강 문제와 혹시 모를 심각한 병은 노력을 통해 얼마든지 개선될 수 있다. 특히 건강하다고 느낄 때 면역 체계를 지원해야 상시적으로 노출된 감염의 위험으로부터 우리 자신을 지킬 수 있다. 그런데 이 유혹적인 목표는 놀라운 연구 성과만 낳은 것이 아니라 온갖 근거 없는 낭설도 유포시켰다.

시인 크리스티안 모르겐슈테른은 이렇게 썼다. 〈감기는 테라스에 웅크리고 앉아 수시로 희생자를 찾는다.〉 감기에 걸리면 우리는 약국으로 달려가거나 인터넷을 뒤진다. 찬바람이 불기 시작하면 기침을 하고 코를 훌쩍거리는 사람들의 질문이 온라인상에 무수히 올라온다. 감기 증상을 완화하는 방법을 찾는 질문들이다. 누군가는 신선한 생강을 달여 마시고, 누군가는 면역 증강에 좋다는 비타민 C와 아연, 에키네시아 알약을 다량으로 삼킨다. 이런 품목 중엔 당연히 동종 요법 및 기존 의약품도 포함된다. 그밖에 할머니가 몸보신에 좋다는 닭고기 수프를 끓여 주기도 한다. 그렇다면 무엇이 정말 도움이 되고 무엇이 심지어 해로울까?

할머니의 조언: 비상시 도움이 되는 것

우리 모두가 감기에 걸리므로, 이를 예로 들어 설명하겠다. 이 질병과 관련해서는 정말 여러 조치가 있다.

힐링이 되는 꽃 — 에키네시아

정원에 피는 진홍빛의 매력적인 꽃 에키네시아는 흔히 치료 효과가 있는 것으로 알려져 있다. 북아메리카의 인디언들은 감기에 걸렸을 때뿐 아니라 다른 목적으로도 이 꽃을 자주 사용했다. 한 실험 결과, 에키네시아 꽃 추출물은 대식 세포와 CD4 T 도움 세포, CD8 킬러 세포를 활성화하는 것으로 나타났다.

1938년에 유럽에서 최초로 에키네시아 추출물을 상업화한 게르하르트 마다우스는 그 사실을 몰랐다. 그럼에도 그가 만든 〈에키나킨〉은 날개 돋친 듯 팔려 나갔다. 그러나 감기에 대한 명확한 효과가 입증되지는 않았다. 5천 명 가까이 참가한 수십 번의 연구로 에키네시아의 효능을 실험했지만, 뚜렷한 결과는 나오지 않았다. 그럼에도 여전히 당국의 승인을 받아 판매되고 있다. 돈만 축낼 뿐 건강에는 해로워 보이지 않지만, 감기에 도움이 되는지는 여전히 의심스럽다. 최소한 플라세보 효과를 제외한다면 말이다.

면역 체계를 위한 마법의 알갱이 — 동종 요법

동종 요법에서는 일반적으로 감기 증상을 유발하는 제제를 극도로 희석시켜 몸에 투여하면 실제로 감기에 걸렸을 때 증상이 완화된다고 한다. 이 주장은 사람들에게 꽤 설득력 있게 다가간 듯하다. 그렇게 홍보된 글로불스*가 경제적으로 히트를 쳤기 때문이다. 그러나 경험에 따른 인상적인 보고만 있을 뿐, 구체적인 효과를 입증하는 연구는 단 하나도 없다. 이는 순전히 심리적 암시의 힘으로 보인다. 이 약제는 정말 심각한 질환에서는 오히려 위험할 수 있다. 차도에 대한 희망은 접는 것이 좋다.

그럼에도 플라세보 효과에 비싼 돈을 지불하고 싶다면 당연히 그래도 된다. 그게 해를 끼치지는 않기 때문이다.

뜨거운 레몬차 — 비타민 C

뜨거운 물과 레몬즙을 섞은 레몬차 한 잔은 흔히 비타민 C의 보고로 알려져 있다. 물론 비타민 C는 알약이나 그 비슷한 형태로도 섭취가 가능하지만, 뜨거운 레몬차에는 다른 장점이 있다. 그 속에 함유된 화학 물질 아스코르브산 때문만이 아니다(이 물질은 당장의 감기에는 별로 도움이 되지 않는다). 레몬차가 감기에 좋은 이유는 온도와 수분 때문이다. 뜨거운 온도는 우리 몸에서 땀을 흘리게 하고, 음료는 우리 몸의 수송 과정에 중요한 수분을 공급한다. 게다가 레몬은 침샘을 자극해, 많은 항박테리아 성분을 함유한 침을 더 많이 분비하게 만들어서 입안의 병원체를 직접 죽이기도 한다. 여기까지가 직접적인 효과다.

중장기적으로 봤을 때 뜨거운 레몬차를 추천하는 이유는 다름 아닌 아스코르브산 때문이다. 이 활성 성분은 라디칼 제거제로서

* 대체 의학에서 사용하는, 여러 탄수화물로 이루어진 작은 알갱이 모양의 약제.

항산화 효과가 있다. 아스코르브산은 노화 과정에서도 생성되는 반응성 산소 분자의 활성화를 막는다. 비타민 C는 산화 공격으로부터 식세포 막을 보호하는 것으로 알려져 있다. 그를 통해 식세포의 기능성은 향상되는데, 이는 병원체와의 싸움에서 분명한 이점이다. 또한 비타민 C가 보체 연쇄 작용을 활성화하고, 그로써 박테리아를 표시하고 죽일 수 있다는 것은 실험을 통해 증명되었다. 물론 비타민 C를 얼마큼 섭취해야 질병 퇴치와 예방에 도움이 되는지를 두고는 논란이 분분하다. 연구를 통해 어중간한 정도의 긍정적인 효과만 있는 것으로 나타났다.

그럼에도 비타민 C는 생명에 필수적이다. 비타민 C 결핍으로 생겨나는 괴혈병을 보면 알 수 있다. 괴혈병은 수백 년 동안 주로 소금에 절인 빵과 러스크로 영양을 섭취해야 했던 긴 항해에서 무서운 질환이었다. 비타민 결핍은 처음엔 잇몸 출혈을 일으키고, 최악의 경우엔 치아까지 빠지게 한다. 게다가 괴혈병에 걸리면 전염병에 취약해진다. 상처 회복이 더디어지면서 병원체가 피부 장벽을 넘을 필요 없이 상처를 통해 손쉽게 체내로 들어오기 때문이다. 그 밖에 피부 출혈도 생긴다.

18세기까지 괴혈병은 선원들의 가장 흔한 사망 원인이었다. 따라서 선의(船醫) 제임스 린드가 1747년에 이 질병의 원인 규명에 나선 것은 자연스러운 일이었다. 그는 괴혈병에 걸린 선원 열두 명을 두 명씩 여섯 그룹으로 나눈 뒤, 각 그룹별로 통상적인 식량 외에 특식을 배급했다. 과일주, 황산, 식초, 향신료와 허브,

바닷물, 그리고 오렌지와 레몬이었다. 그 결과 오렌지와 레몬을 먹은 그룹의 사람들의 건강 상태가 빠르게 회복되었다. 이 인식이 널리 받아들여지는 데 꽤 오랜 시간이 걸렸다. 시작은 영국 해군이었다. 그들은 1795년 배급 식량에 레몬주스를 고정 메뉴로 집어넣었다. 다른 집단들도 그 뒤를 이었고, 그 후 소수의 예외를 제외하고는 서구 사회에서 괴혈병은 점차 사라졌다. 물론 괴혈병은 일반적으로 영양실조와 밀접하게 관련이 있기에 남반구의 많은 국가에 여전히 널리 퍼져 있다.

할머니는 이미 알고 있었을까? — 닭고기 수프

사랑하는 손자가 감기에 걸리면 할머니는 닭고기 수프를 즐겨 끓여 주곤 하는데, 그게 올바른 처방이라는 사실을 할머니 본인은 알고 있었을까?

닭고기 수프에는 비타민 C와 비타민 E, 아연이 가득하다. 게다가 오래 끓이면 그 안의 어떤 미확인 물질이 호중구를 억제함으로써 항염증 작용을 한다는 근거도 있다. 그 외에 잘 끓인 닭고기 수프에는 단백질의 기초 성분인 시스테인과 카르노신도 포함되어 있는데, 실험에 따르면 이것들은 일부 세포의 면역 기능을 향상시키고 가래도 해소하는 것으로 확인되었다.

건강한 뿌리 — 생강

중국 의사들은 고대부터 이미 생강의 치유 효능을 높이 평가했다. 한의학에서 생강은 기적의 치료제까지는 아니더라도 상당히 중요한 역할을 했다. 생강을 써서 잘못될 일은 없고, 여기에는 독특한 냄새를 풍기는 에센셜 오일과 매운맛을 내는 진저롤이 풍부하다. 생강은 껍질을 벗긴 뒤 강판에 갈거나 얇게 썰거나, 아니면 그냥 잘게 잘라서 사용할 수 있다. 시중에는 말린 생강과 빻은 생강, 추출물 형태로 파는 생강도 있다.

생강에 항바이러스 및 항균 효과가 있는지는 증명되지 않았다. 다만 점막의 혈액 순환을 촉진하고 침샘을 자극하고 통증을 완화하는 작용은 확인되었다. 이런 작용 때문에 병원균은 점막에 달라붙는 것이 더 힘들어진다. 그 때문에 생강의 매운맛은 종종 〈천연 아스피린〉이라고도 불리는데, 물에 끓인 뒤 꿀을 타 마시면 매운맛과 어울려 꽤 먹을 만하다.

뱀파이어만 두려워하는 게 아냐 — 마늘

뱀파이어만 마늘을 무서워하는 것이 아니다. 면역 체계의 도전자들도 마찬가지다. 연구에 따르면 마늘을 예방 차원에서 규칙적으로 섭취하면, 감기에 걸릴 가능성이 감소하는 것으로 드러났다. 그런데 감기에 걸린 상태에서 마늘의 치료적 효과는 과학적으로 아직 입증되지 않았다.

마늘의 장기적 효과가 어디서 유래하는지에 대해서도 원칙적으로 밝혀진 것이 없다. 다만 마늘의 항염증 황화물과 항바이러스 황화물이 결정적인 작용 성분인 것으로 추측된다. 두 성분은 양파에서도 발견된다. 양파는 즙의 형태로 섭취하면 감기에 도움이 되고, 귀통증이 있을 때 양파 반쪽을 양쪽 귀에 대고 있으면 효과가 있다. 마늘에는 황화물 외에도 비타민 A, 비타민 B, 비타민 C를 비롯해 칼륨과 요오드, 셀레늄, 칼슘, 아연, 마그네슘, 철 같은 미네랄이 함유되어 있다. 아마 이 모든 게 다 합쳐져 유기체에 긍정적인 영향을 미치는 것으로 보인다. 그럼에도 주의가 필요하다. 알레르기 반응을 일으킬 때가 많기 때문이다.

고열이 있으면 — 종아리 찜질

인터류킨-6이 체내 온도 조절기를 상향 조정하면 열이 난다. 열은 화학적 과정이 혈액 세포의 증식과 면역 체계의 방어 반응을 촉진시키기에 긍정적이다. 게다가 대식 세포와 수지상 세포의 기능 역시 향상된다. 실제로 열은 염증 현장으로 T 세포의 이동을 촉진하기도 한다.

하지만 열은 면역 체계에 일정 정도까지만 좋다. 열이 너무 오르면 면역 체계의 기능은 다시 떨어진다. 결국 열이 너무 높을 때만 열을 떨어뜨리는 것이 중요하다. 그렇지 않은 상태에서 열이 떨어지면 감기는 더 오래간다. 그렇다면 열은 얼마나 높아야 너무 높다고 할 수 있을까? 37도를 넘어가면 체온이 높다고 하고, 38도부터는 열이, 39도부터는 고열이 있다고 한다. 고열은 피해야 한다.

여기에 적합한 민간요법이 종아리 찜질이다. 체온을 최대

1.5도까지 낮추기 때문이다. 종아리 찜질은 증발 냉각을 통해 체내의 열을 빼앗아 간다. 종아리 찜질을 하려면, 우선 수건 두 장을 미지근한 물에 적셔 종아리 부분을 감싸면 된다. 그러면 수건의 습기는 체열 때문에 증발하고, 그 과정에서 냉기가 발생하면서 체온이 떨어진다. 해열제도 동일하게 작용하지만 종아리 찜질이 한결 부드러운 방법이다.

효소의 필수 재료 ― 아연

아연은 미량 원소이다. 또 우리 몸에서 활동하는 많은 효소의 성분으로 면역 체계에도 중요한 역할을 한다. 아니, 없어서는 안 된다고도 할 수 있다. 아연은 과도한 면역 반응을 억제함으로써 주로 선천성 면역 체계에 영향을 끼치는데, 염증 반응이 통제 불능 상태일 때 특히 좋다. 열여섯 개 연구의 메타 분석에 따르면 아동에게 6개월 동안 아연 보충제를 먹였더니 감기에 걸리는 횟수가 현저히 줄어들었고, 결석일도 단축된 것으로 나타났다. 그러나 너무 많이 복용하면 안 된다. 구강 건조증과 메스꺼움, 구토 같은 부작용이 생길 수 있다.

그런데 아연은 감기로 고생하는 사람들에게만 좋은 것이 아니다. 몇몇 연구에 따르면 신경 피부염의 증상 완화에도 도움이 된다는 단서들이 있다. 아연은 피부의 특정 재생 과정도 담당하기에 충분히 공급해야 한다.

건강에 좋은 것이 있다: 면역 체계를 지원하는 생활 방식

기본적으로 웃음과 키스가 우리의 삶과 몸을 즐겁게 하는 데 도움이 되지 않았다면 아마 광대도, 사랑의 고백도 없었을지 모른다. 어쩌면 믿지 못할지 모르지만, 웃음과 키스엔 명백한 면역학적 이점이 있다. 여기에서는 면역에 유익한 생활 방식을 몇 가지 소개하겠다.

마음껏 웃자 — 웃음

포복절도 퀴즈 쇼「어떤 사람이 백만장자가 되는가?*Wer wird Millionär?*」를 시청하는 사람은 〈웃음학gelotology〉이라는 용어를 알아 둘 필요가 있다. 생리학적, 심리학적 차원에서 웃음을 연구하는 분야다. 이 연구는 1960년대 스탠퍼드 대학교의 명예 교수 윌리엄 펀리 프라이가 팔에 주삿바늘을 꽂은 채 코미디 프로그램을 시청하면서 시작되었다. 강렬한 웃음이 자신의 몸에 어떤 영향을 미치는지 확인하기 위해서였다. 이후 캘리포니아 로마 린다 대학교의 과학자 리 버크가 이 실험을 이어 갔다. 그는 피험자들에게 한 시간 정도 웃긴 비디오를 보여 주며 10분마다 피를 뽑았다. 그러자 놀라운 결과가 나왔다. 재미있는 장면을 기대하는 것만으로도 행복 호르몬 베타 엔도르핀과 면역 체계에 관여하는 성장 호르몬인 사람 성장 호르몬의 양이 늘어난 것이다. 게다가 연구원들은 웃음이 혈액 내 자연 킬러 세포와 기타 면역 세포를 증가시키고, 그 수치가 며칠 뒤에도 여전히 높다는 사실을 알아냈다. 그렇다면 웃음이 면역 체계를 강화한다는 사실은 충분히 설득력이 있어 보인다.

물론 웃음이 전염병을 예방하거나 면역 체계를 지원한다는 확실한 증거는 아직 없다. 왜냐하면 이 결과가 다른 연구로는 확인되지 않았기 때문이다. 그러나 전반적으로 스트레스에 강하고 좀 더 행복한 사람이 질병에 걸릴 확률이 낮다는 사실은 입증되었다. 왜 그러는지는 확실치 않지만.

다양한 게 좋다 — 키스

키스에는 면역학적 효과뿐 아니라 심리적 효과도 있다. 다만 여기서는 면역 체계와 관련이 있는 효과에 대해서만 설명하겠다.

키스를 하면 우리는 각자의 박테리아와 바이러스, 심지어 곰팡이와 기생충도 다량으로 교환한다. 이는 과학적으로 입증되었다. 네덜란드 과학자들은 참가자들에게 미리 구강에 무해한 박테리아 칵테일을 투여한 뒤 프렌치 키스를 하게 했고, 이어 상대의 구강에서 박테리아의 수를 헤아렸다. 결과는 8천만 마리로 확인되었다. 혹자는 이 결과를 보고 세상에서 가장 아름다운 행위 중하나인 키스에 혐오감을 느낄 수 있지만, 지금부터 이 집중적인 교환에 대한 새로운 관점을 제시해 보겠다. 하루에 여러 번 강렬한 키스를 하면 두 파트너의 구강 내 세균총은 비슷해진다. 이게 뭐가 중요하느냐고 생각할 수 있지만, 분리된 환경에서 살던 각자의 세균총이 교환을 통해 더 큰 다양성을 구성하는 것은 의미가 있다. 다양성은 면역 체계에 좋기 때문이다. 풍부한 면역 라이브러리의 이점을 기억하고 있을 것이다. 게다가 키스를 통해 행복 호르몬이 증가하고 스트레스 호르몬이 감소한다는 사실은 결코 잊지 말아야 할 또 다른 부수적 효과다.

부지런히 움직이자 — 운동

운동이 면역 체계에 미치는 영향에 관한 연구를 보면 운동의 긍정적인 효과는 뚜렷하다. 신체 활동을 통한 특정 질병에 대한 면역 연구는 아직 더 필요한 상황이지만, 지금도 믿을 만한 단서는 더러 있다.

첫째, 호흡수를 증가시키는 신체 활동은 폐와 기도에서 박테리아를 씻어 내는 데 도움이 된다. 그러면 감기에 걸릴 위험이 줄어든다. 둘째, 운동이 항체와 백혈구의 변화를 유발한다는 사실이 확인되었다. 운동을 하면 항체와 백혈구는 몸속에서 좀 더 활동적으로 변하고, 혈액 순환 개선과 함께 몸속에 신속하게 퍼져 병원체를 더 빨리 인식할 수 있게 된다. 이런 변화가 감염을 막는 데도 도움이 되는지는 확실치 않지만, 운동 중과 직후에 체온이 단기적으로 상승하면 박테리아의 성장이 억제되어 잠재적인 감염을 막을 수는 있다. 이는 대체로 열의 효과와 비슷하지만, 급성 질환의 경우에는 운동을 삼가야 한다.

웃음이나 키스와 마찬가지로 운동도 스트레스 호르몬 수치를 떨어뜨린다. 스트레스가 질병의 발발에 상당한 영향을 끼친다는 사실에는 많은 사람이 공감할 것이다. 자전거, 조깅, 산책, 등산, 수영, 피트니스 센터 가기 같은 적당한 운동은 기분을 좋게 할 뿐 아니라 장기적으로 면역 체계를 강화한다.

약간 더러운 건 괜찮다: 위생

위생이 면역 체계를 지원하는 데 얼마나 중요한지는 팬데믹 시기에 다들 깨달았을 것이다. 그런데 이와 관련해서 한 방향으로만 초점을 맞춰선 안 된다. 너무 비위생적인 것도 문제지만 과도한 위생도 문제다. 결국 핵심은 하나다. 우리의 면역 체계는 어느 정도 선까지 병원체와 접촉하는 것이 중요하다는 사실이다. 그러니까 놀고먹지 않으면서도 과도한 부담에 시달리지 않을 정도로 말이다. 위생이 너무 과하면 면역 체계는 오히려 불쾌한 일을 당하기 십상이고, 위생이 너무 부족하면 병에 걸린다. 질병을 일으키는 병원체의 양이 외부 침입자마다 다르다는 사실은 상황을 좀 더 복잡하게 한다. 면역학의 인식에 따르면, 에볼라 감염은 바이러스 몇 마리로 충분하지만 다른 질병은 그보다 훨씬 더 많은 수의 병원체가 필요하다.

병원체의 감염 경로는 다양하다. 면역 체계에 과도한 부담을 주지 않으려면 위생 조치로 감염 경로 중 일부를 차단해야 한다. 우리는 접촉 감염과 비말 감염에 대해 각각 다른 방식으로 대응한다. 또한 식품으로 인한 감염과는 다른 방식으로 피한다.

감염 예방의 시작 — 손 씻기

〈손을 씻자, 손을 씻어, 모든 어린이는 손을 씻고 또 씻자, 깨끗해질 때까지.〉 인기 있는 한 동요의 시작 부분이다. 다른 동요들도 그렇지만 여기엔 교육적인 목적이 깔려 있다. 아이들은 노래를 통해 기본적인 위생 규칙을 자연스럽게 숙지하는데, 이것만으로도 일상에서는 급성 질환을 뺀 나머지 병균을 면역 체계가 감당할 수 있는 수준으로 감소시킬 수 있다. 그러기 위해선 따뜻한 물과 일반 비누만 있으면 된다.

소독제가 첨가된 세척제는 따로 필요 없다. 그런데 손을 씻는 것만으로 바이러스와 박테리아의 제거 효과가 충분하지 않을 때는 소독제가 도움이 된다. 특히 공공 영역에서 일하는 직업군이나 위장 세균이 자기 가족에게 전염될 수 있는 경우에 말이다. 그러면 외피가 있는 바이러스뿐 아니라 외피가 없는 바이러스도 처치하고, 포자를 만드는 박테리아와 기생충, 곰팡이까지 제거할 수 있는 약품이 필요하다.

우리는 이 지식을 19세기 중반 빈 대학 병원의 산부인과에서 일한 한 의사에게서 얻었다. 〈어머니의 구세주〉라 불리는 이그나즈 제멜바이스가 그 주인공이다. 그는 병원에서 아이를 낳고 그와 동시에 환자 및 병으로 죽은 사람과 접촉한 여성들이 산욕열로 자주 사망하는 것을 관찰했다. 이를 막을 방법을 찾던 중에 그는 모든 관련자의 손과 팔뚝, 그리고 의료 기구를 염화 칼슘액으로 세척하는 것을 의무화했다. 하지만 한 친구가 제멜바이스에게

거듭 출판을 요청하지 않았더라면, 널리 알려지지는 못했을 것이다. 1860년대에 그의 방법이 여러 대학 병원에서 실시되었다. 그러나 더 이상의 확산은 어려웠다. 제멜바이스조차 산욕열이 어디서 비롯되었는지 설명할 수 없었기 때문이다. 그는 박테리아를 비롯해 다른 미세 병원체에 대해 아는 것이 없었다. 세균을 발견한 명예는 결국 다른 사람들에게 돌아갔다. 하지만 명확한 경험적 인식을 근거로 손 씻기와 전면적인 소독 절차를 도입한 것은 제멜바이스의 부인할 수 없는 공적이다.

병균과의 작별 — 표면 소독

손 씻기와 마찬가지로 표면 소독의 목표 역시 접촉 표면에 있는 병원체의 수를 확 줄이는 것이다. 가장 선명한 예가 많은 사람이 오가는 장소에 있는 문손잡이나 계단 난간인데, 이곳은 한마디로 병균의 온상이다. 바이러스와 박테리아는 이런 곳에 정착하기를 좋아하고, 다른 사람들에게 옮겨 가기에도 좋다. 사적인 공간에서도 병균은 다 함께 사용하는 표면을 통해 빨리 번진다. 이를테면 변기, 수도꼭지, 식탁 같은 곳들이다.

소독제의 역할이 차츰 커져 나가는 것은 당연하다. 그사이 액체 소독제만 사용되는 것이 아니라 자외선을 통한 살균 작업도 점점 늘어나고 있다. 다만 여기서도 앞서 언급한 원칙이 적용된다. 즉, 아무리 좋은 것도 너무 많으면 위험할 수 있다. 주변 환경을 지나치게 살균하는 사람은 우리 몸에 건강하고 다양한 미생물 군집을 형성시킬 기회를 애초에 박탈하는 셈이다. 이것은 아이들에게 특히 중요하다. 면역학자들은 알레르기와 자가 면역 반응의 급격한 증가가 너무 깨끗한 환경 때문이라고 생각한다. 그렇다면 대부분의 상황에서는 예전 시대를 살았던 할머니의 지혜를 따르는 편이 좋아 보인다. 할머니는 늘 이렇게 말씀하셨다. 〈약간 더러운 건 괜찮아.〉 결국 문제는 올바른 양이다.

감염 방지의 제일선 — 마스크

사람들은 세균에 대해 알기 훨씬 이전부터, 그러니까 병의 원인이 우주 기운의 영향이나 역겨운 냄새, 죄악 같은 것들이라고 믿었던 때부터 본능적으로 올바른 행동을 할 때가 많았다. 바로 병이 번지면 마스크를 쓴 것이다. 사람들은 이런 식으로 병원체를 옮기는 공기 중의 미세 입자인 에어로졸의 전파를 줄였다.

　그 옛날에 페스트를 치료하던 의사들은 긴 부리 모양의 가면에 향긋한 허브를 넣어서 착용하곤 했다. 가면이라는 물리적 장벽과 부리 모양이 가져다주는 거리감으로 인해 조금이라도 더 안전하다는 느낌을 받고 싶었을지 모른다. 이런 방식은 오늘날의 관점에서 보면 여전히 심리적 위안 정도에 그치지만, 지금 현대적 마스크의 효율성을 모르는 사람은 없다. 그 어떤 의사도 마스크 없이는 수술대에 서지 않는다. 게다가 코로나 팬데믹 상황에서 일상적으로 마스크를 착용하는 일은 감염 차단에 상당한 도움이 된다.

덧붙이자면, 마스크에 대한 거부감과 수용은 주로 문화적인 차이에서 비롯된다. 동아시아권에서 마스크 착용은 오래전부터 일상적인 것이었던 데 반해 나머지 지역에서는 코로나 팬데믹 이전까지 이례적인 것으로 여겨졌다. 마스크 착용자를 중병에 걸린 사람으로 의심한 것이다. 서양에서 마스크는 공동체의 건강을 지키려는 연대의 표시가 아니라 병자에 대한 낙인이었다.

여기까지, 더는 안 돼! — 거리 두기

학창 시절의 여름 방학 캠프를 기억하는가? 그곳에서 매일 밤 침대를 바꾸지 말라는 말을 수도 없이 들었을 것이다. 그러다 캠프가 끝나고 집으로 돌아갈 때면 부모들은 혹시 아이들의 몸에 이가 있는지 유심히 살펴보라는 안내장을 받곤 했다. 한동안 좁은 공간에서 많은 아이가 함께 생활했기에 당연한 우려였다. 거리 두기를 할 수 없는 공간은 이에게 낙원이나 다름없다.

대부분의 병원체는 스스로 멀리 움직이지 못한다. 따라서 자신을 이동시켜 줄 운송 시스템이 필요하다. 앞서 언급한 감염 경로가 그것이다. 병원체들은 손과 호흡, 다른 비슷한 것들의 적극적인 도움을 받아 짧은 거리든 먼 거리든 이동한다. 그렇다면 악수 대신 목례나 허리를 숙여 인사하면, 손바닥에 우글거리는 세균을 전파할 염려는 없다. 재채기를 할 때도 고개를 돌리거나 팔로 막으면 타인의 코와 입으로 병균을 불어 넣을 일이 없다.

안 하는 게 좋다: 피해야 할 것

나는 룸메이트들에게 지혜로운 민간요법에 대한 조언을 하는 것을 멈출 수가 없었다. 셰어 하우스를 둘러볼 때마다 어떤 것이 면역 체계에 좋지 않은지 분명히 말해 주고 싶었기 때문이다.

한 방에 해결할 수 있을까 — 종합 비타민제

다양한 조합으로 구성된 종합 비타민제가 있다. 어린이용, 청소년용, 여성용, 남성용, 노인용 등 종류도 다양하다. 때로는 엽산을 더 많이 넣고, 때로는 비타민 E를 추가하기도 한다. 이렇듯 여러 성분을 배합하고 가공한 제제 사업이 호황이다. 그러나 종합 비타민제에 대한 연구를 보면 전혀 다른 그림이 나온다.

과학자와 의료 전문가들의 네트워크인 코크런 연합은 종합 비타민제, 특히 비타민 A, 비타민 C, 비타민 E 같은 항산화제가 기대 수명에 미치는 영향을 세밀히 조사했다. 이 주제와 관련해 2011년까지 이루어진 모든 연구에 대해 메타 분석을 한 것이다. 그러자 건강한 사람의 경우, 영양 보조제를 정기적으로 섭취하면 오히려 기대 수명이 줄어들 가능성이 상당히 높다는 사실이 밝혀졌다. 그 이유는 주로 베타카로틴(흡연자와 석면에 노출된 사람의 폐암 위험을 증가시키는 물질)과 비타민 E 때문이다. 음식으로 비타민을 정상적으로 섭취하는 건강한 사람은 이러한 부정적인 영향이 미미하다. 그럼에도 판매자들은 비타민의 다양한 긍정적인 효과를 전면에 내세운다. 제제를 통한 정기적인 비타민 섭취는 결국 비싼 소변에 불과하다. 치료가 필요할 만큼 실제로 비타민이 부족한 경우는 드물기 때문이다. 특정 비타민의 결핍은 혈액 검사를 통해서만 정확히 확인할 수 있다.

생명을 태우다 — 흡연

흡연은 면역 체계의 다양한 영역에 강력한 영향을 미친다. 흡연을 하면 우리 몸이 폐를 통해 많은 이물질과 병원체를 접촉하게 된다는 사실은 분명하다. 그 때문에 흡연은 허파 꽈리에 있는 대식 세포의 수를 몇 배로 폭증시킨다. 면역 반응의 최일선을 담당하는 이 식세포들은 위험한 입자들에 맞서기 위해 도끼 역할을 하는 라이소자임을 비롯해 다른 물질들을 풀어놓는다. 이것들에는 고약한 부작용이 있다. 결합 조직을 서서히 분해해서 폐의 여러 부위를 과도하게 팽창시키는 것이다. 이는 폐쇄성 폐 질환의 하나인 만성 기관지염의 징후다.

허파 꽈리의 대식 세포는 수만 늘어날 뿐 기능은 떨어진다. 더 이상 많은 병원체를 잡아먹지 못해서 황색 포도상 구균과 그 일당들은 더 쉽게 퍼진다. 또한 담배 연기는 자연 킬러 세포의 활동성을 감소시켜 폐암 세포를 인식할 가능성도 점점 희박하게 만든다. 아직 정확한 이유는 모른다. 다만 연구 결과가 보여 주는 것은 명확하다. 흡연자의 폐암 위험이 다른 사람들에 비해 높다는 것이다.

흡연자는 만성 폐쇄성 폐 질환과 폐암의 위험만 있는 것이 아니다. 독감으로 사망할 위험도 현저히 높다. 그 이유는 담배가 백혈구 수를 증가시키지만, 기능은 뚜렷이 약화시킨다는 데 있다. 연구에 따르면 흡연자의 경우 독감 항체는 더 적게 만들어지는데다 더 빨리 분해되고, T 도움 세포 역시 자극에 신속한 반응을 보이지 않는다. 담배 연기의 어떤 물질이 그런 작용을 일으키는지는 명확하지 않다. 다만 담배 연기와 함께 약 4천5백 개의 물질이 흡입되는데, 그중 많은 물질이 면역 기능을 변화시킬 수 있다. 가장 널리 알려진 니코틴은 T 세포의 각성 신호 전달 체계를 교란함으로써 면역 체계의 전반적인 쇠약을 야기한다.

　직접적인 작용 외에 면역학자와 신경 생물학자들은 간접적인 작용도 지적한다. 니코틴은 중추 신경계, 즉 뇌에 영향을 끼치고 면역계와도 활발히 교류한다. 일례로 면역 억제 작용을 하는 코르티손 같은 다양한 신호 물질의 분비를 촉진한다.

몽롱해지는 면역 체계 — 알코올

흔히 럼주에다 설탕을 타서 한 잔 쭉 들이켜면 감기가 뚝 떨어진다는 속설이 있다. 그러나 이는 말 그대로 근거 없는 속설일 뿐이다. 알코올은 면역 체계에 무척 좋지 않다. 감기 증상을 잠시 마비시킬 뿐이다. 알코올이 면역 체계에 미치는 영향을 정확히 알아보기 위해 시카고 로욜라 대학의 과학자들이 실험에 나섰다. 우선 젊고 건강한 남녀에게 보드카를 네댓 잔씩 쭉 마시게 했다. 20분 뒤 연구자들은 피험자들의 면역 활동이 증가한 것을 확인했다. 백혈구와 단핵구, 자연 킬러 세포, 이 세 가지 면역 세포의 생산이 증가한 것이다. 그런데 두 시간과 다섯 시간 뒤에는 정반대 결과가 나왔다. 단핵구와 자연 킬러 세포는 줄어든 반면에 면역 체계를 억제하는 여러 세포의 농도는 높아졌다. 사실 이전의 연구들도 알코올을 많이 마시면 폐렴 및 기타 감염에 취약하다는 사실을 보여 주었다. 로욜라 대학의 연구 팀은 그 이유도 설명해 주었다. 술을 마시면 잠시 기분이 좋아져 감기가 나은 듯 느껴지지만, 실은 감기로 인한 통증이 몽롱한 상태에 빠진 것뿐이라는 것이다. 결론적으로 알코올은 감기 바이러스에 맞서 부지런히 일해야 하는 면역 체계에 전혀 도움이 되지 않는다.

쓰러질 때까지 ─ 스트레스

우리 선조들에게 스트레스는 생존에 필수적이었다. 매머드를 사냥하거나 곰의 공격을 받았을 때 죽을힘을 다해 싸울 것인지 아니면 도망칠 것인지 번개처럼 결정을 내려야 했다. 오늘날에도 총알같이 자동차를 피하거나 언짢은 말을 능숙하게 받아치는 일은 상당히 중요하다. 스트레스는 우리를 효율적인 반응으로 이끌 뿐 아니라 면역 체계, 특히 선천성 면역 능력을 향상시킨다. 그러니까 백혈구 수를 증가시키고, 식세포 및 자연 킬러 세포를 강력하게 활성화하는 것이다. 반면에 T세포 같은 특이적 방위군은 이런 상황에서 느리게 증식한다. 결국 면역 체계는 비특이적 방어에 집중한다. 그런데 스트레스가 장시간 지속되거나 심지어 만성화되는 것은 면역 체계에 좋지 않다. 급성 스트레스의 경우엔 특이적 면역 방어만 억제되지만, 만성 스트레스의 경우엔 특이적 면역 방어뿐 아니라 비특이적 방어도 기능이 저하된다. 사실 늘 차려 자세로 긴장해서 산다면 이상이 생기지 않는 것이 오히려 이상하다.

스트레스를 개인적으로 줄이는 방법은 다들 웬만큼 알고 있을 것이다. 누군가에게는 운동이 좋고, 누군가에게는 요가처럼 긴장을 푸는 프로그램이 도움이 된다. 어쩌면 자연을 거닐거나 좋은 책을 읽는 것도 훌륭한 방법이다. 무엇이든 직접 하는 것이 중요하다. 그것도 규칙적으로 말이다.

스트레스가 상당 수준으로 지속되는 도중에 휴가를 떠나면 갑자기 긴장이 풀리면서 기침을 하고 콧물이 흐르는 일이 있다. 여기엔 당연히 이유가 있다. 점점 피곤해지는 면역 체계를 그나마 경보 상태로 유지시키는 것은 스트레스다. 그러다 갑자기 긴장이 풀리면 지금까지 억눌려 있던 질병들이 들고일어난다. 이른바 〈여가병〉이다.

후기
보편적 건강을 위해

밀레니엄이 시작될 무렵 셰어 하우스의 룸메이트들에게 면역 체계의 기초를 설명해 줄 때만 해도, 나는 바이러스학이 내 전공과 천직이 될 줄 몰랐다. 게다가 전 세계를 수년간 긴장과 공포에 빠뜨릴 팬데믹이 찾아올 줄도 몰랐다. 다만 당시 면역 체계의 복잡성이 내게 깊은 인상을 준 것은 사실이었다. 면역 체계는 치명적인 질병을 물리치기 위해 정교하게 조율된 군대이자 오케스트라다. 의학 공부를 하면서 나는 처음부터 박테리아와 바이러스의 세계에 푹 빠졌다. 그러나 단순히 연구만 하는 의사가 아닌 치료 의사로도 일하고 싶었다. 사실 바이러스 분과만큼 비교적 단순한 치료로 빠른 성공을 거두는 의료 분야는 없었다.

콩고 민주 공화국 국경 인근에 있는 우간다의 포트 포털에서 임상 수련 과정을 밟으면서 나는 면역 체계 및 감염 치료의 성공과 실패를 바로 옆에서 경험했다. 당시의 과정은 지금도 내 가슴에 생생하다. 지역 병원의 소아과 병동에 중증 뇌 수막염을 앓는

다섯 살 소년이 있었다. 목숨이 위태로운 상황이었다. 가족들은 소년을 둘러싸고 앉아 제발 도와 달라고 애원했다. 운 좋게 우리는 거기에 맞는 항생제가 있었고, 사흘 후 소년은 침대에 앉아 웃을 수 있었다. 우리가 병실에 들어섰을 때 소년의 친척들은 환호를 터뜨렸고, 우리를 둘러싸고 춤을 추었으며, 기쁨의 눈물을 흘리며 우리를 껴안았다. 지금 생각해도 감정이 북받쳐 오르는 순간이었다. 그 병원체는 여전히 치명적이지만, 오늘날엔 백신으로 예방할 수 있고 항생제로도 치료가 가능하다.

같은 시기 같은 병동에, 에이즈에 걸려 혼수상태에 빠진 열한 살 소녀가 있었다. 소녀의 뇌에는 큰 톡소플라스마 감염이 있었는데, 에이즈 환자에게서 쉽게 볼 수 있는 감염이었다. 소녀는 CD4 세포가 거의 없는 상태여서 이 감염은 치명적일 수 있었다. 나는 의욕 넘치는 젊은 의사로서 정말 소녀를 구하고 싶었다. 마침 당시에는 좋은 항레트로바이러스제도 개발되어 있었다. 그러나 소녀는 불행히도 이미 돌아올 수 없는 지점에 와 있는 상태였다. 어떤 선택지도 없었다. 이 상태로 HIV 치료에 나서면 면역 체계는 모든 병원체를 한꺼번에 공격할 것이었다. 게다가 또 다른 감염병들도 이미 너무 많이 진행되었다. 조기에 항레트로바이러스제로 치료했더라면 소녀에게 새로운 삶을 선물할 수 있었을 텐데 정말 아쉬웠다.

몇 년 후에 나는 소웨토에 있는 크리스 하니 바라그와나스 병원 응급실에서 일했다. 남반구에서 가장 큰 병원으로 요하네스버

그의 가난한 외곽 지역에 위치해 있었다. 환자는 폭력 사건과 자동차 사고로 인한 부상자가 대부분이었다. 물론 HIV, C형 간염 및 기타 질병도 응급실의 일상적 동반자였지만 부수적인 일에 가까웠다. 나는 응급실에서 서른여섯 시간 근무를 하고 서른여섯 시간 휴식을 하는 식으로 일했다. 야간 응급실은 특히 힘들었다. 나는 응급실 한가운데에 있는 책상 옆에서 잠이 들었다가 이튿날 아침 청소 팀이 들어와 부산스럽게 먼지를 쓸어 담을 때야 눈을 떴다. 잿빛의 옅은 먼지였다. 나는 잠이 덜 깬 상태에서 이 먼지가 대체 어디서 온 것인지 생각해 보았다. 몽롱한 상태에서 퍼뜩 떠오르는 것이 있었다. 피의 먼지였다. 밤새 우리가 치료한 상처와 부상에서 흘러나온 피가 말라서 생긴 먼지였다. 그 순간 이런 고통을 줄이려면 글로벌한 연대가 반드시 이루어져야 한다는 사실을 깨달았다.

나는 전 세계적인 감염을 막고 퇴치할 수 있는 가장 훌륭하고 경제적이고 성공적인 방법이 〈백신〉이라고 생각한다. 과거에 치명적이었던 천연두도 그렇게 근절되었고, 소아마비와 홍역, 볼거리, 풍진은 획기적으로 감소했다. 면역 체계는 훈련이 가능하고 몸은 자연 방어력을 스스로 구축하기에, 질병 및 치료의 위험에 비하면 백신의 위험은 지극히 경미하다.

코로나는 전 세계적 대응으로만 팬데믹을 물리칠 수 있다는 사실을 분명히 보여 주었다. 바이러스와 돌연변이, 박테리아는 국경이 없다. 중국의 바이러스는 몇 시간 내에 우리에게 도착할 수 있다. 오늘날의 교통망을 고려하면 프랑크푸르트와 우한 사이의 물리적 거리는 이제 전혀 문제가 되지 않는다. 많은 사람이 모이는 곳에서는 전파 위험이 증가하고, 감염률은 몇 시간 내에 급속도로 증가할 수 있다. 글로벌한 세계에는 사고와 공동 행동의 네트워크가 필요하다. 이것만이 미래의 전염병과 팬데믹을 통제할 수 있는 유일한 방법이다.

세계화 현상에는 〈원 헬스One Health〉 접근법, 즉 사람과 동물, 생태계의 연계를 통해 모두에게 최적의 건강을 보장하는 다방면의 협력도 포함된다. 왜냐하면 기후 변화로 인해 이미 전 세계적으로 사망 원인 2위가 되어 버린 전염병이 앞으로는 더더욱 확산될 것이기 때문이다. 특히 인수 공통 전염병처럼 동물을 통해 인간에게 전염되는 질병은 기후 변화의 영향을 무척 많이 받는다. 현재 이런 감염의 대부분은 사하라 사막 이남이나 동남아시아에서 발생하지만, 향후 다른 지역에서도 증가할 것으로 보인다. 여기다 다른 문제들까지 더해진다. 예를 들면 야생 동물 서식지의 감소, 그로 인한 인간과 동물 사이의 긴밀한 접촉, 그리고 항생제 내성을 가진 병원체나 새로운 병원체의 전파를 촉진하는 축산 방식의 변화 같은 것들이다. 종의 다양성과 동물의 서식지, 동물 및 생태계의 건강이 서로 밀접하게 연결되어 있다는 사실을 이해해야만 팬데믹을 막을 수 있다. 코로나19 팬데믹이 우리에게 가르쳐 준 것이 하나 있다면, 강력한 다자주의야말로 미래의 팬데믹으로 인한 피해를 최소화할 수 있다는 점이다.

보편적 건강은 번영과 안전, 평화의 토대다. 이것을 이루려면 지구상의 국가들은 머리를 맞대야 하고, 고립주의를 물리쳐야 하고, 연대 의식을 키워야 한다. 이것이 미래의 도전에 맞설 수 있는 유일한 방법이다. 세계는 하나뿐이고, 우리는 이 세계에서 어떻게든 함께 살아야 한다. 따라서 글로벌한 건강 위협과의 싸움에서 성공을 거둘지, 패배할지는 우리의 단결력에 달려 있다. 이것이 우리와 세계가 나아가야 할 방향이다.

헨드리크 슈트레크

역자 후기
정교한 소우주로서 우리의 면역 체계

감기에 걸렸을 때 하는 우스갯소리가 있다. 〈약을 먹으면 일주일, 먹지 않으면 7일!〉 약은 증상을 완화시킬 수는 있어도 감기 바이러스를 근본적으로 퇴치하는 건 우리 몸이라는 사실을 빗대서 하는 말일 터이다. 그렇다, 우리 몸에는 그럴 힘이 있다. 그것도 오랜 세월에 걸쳐서 형성된 정교한 시스템이.

가만 생각해 보면 모든 생명체는 천재적이다. 손발도 없이 제 몸의 연동 운동만으로 기어다니는 지렁이가 그렇고, 제 몸의 수십 배가 넘는 높이를 풀쩍 뛰어올랐다가 안전하게 착지하는 개구리가 그렇다. 생명체 하나하나가 모두 자기 모습에 맞게 천재적으로 진화한 결과다. 과학이 제아무리 발달했다고 한들 그런 생명체 하나 만들지 못하고, 우리 머리카락 하나 똑같이 창조하지 못한다. 그런 면에서 우리 몸은 작지만 하나의 창조적 우주다.

우리 몸속은 경이롭다. 진화 과정에서의 생존은 환경과의 부단한 싸움이다. 그런 환경에는 맹수 같은 보이는 적만 있는 것이 아니라 세균, 바이러스, 기생충, 곰팡이처럼 보이지 않는 적도 있다. 어쩌면 더 위험한 것은 이 미세 적일지 모른다. 눈에 보이지 않으니 대처할 방법도 찾을 수 없다. 우리는 지금도 그런 적들을 매일 만난다. 사방에 널린 것이 그런 적이다. 악수를 나눌 때도 지하철 손잡이를 잡을 때도 공중화장실 변기에 앉을 때도 미세 적은 어디든 도사리고 있다. 그렇다면 우리 몸은 이 적들에 어떤 전략을 짜두고 있을까?

우리 몸의 파수꾼 세포들은 침입한 적에게 단순히 총질을 하거나 다짜고짜 멱살을 잡는 식으로 싸우지 않는다. 인체 방위군의 체계는 치밀하다. 면역 군대의 후보자들은 일단 적성 검사를 받고, 통과한 후보자들은 각자 재능에 맞게 훈련을 받고, 훈련소를 마치면 임무의 종류에 따라 특수군과 일반군에 배치된다. 게다가 이 모든 것을 지휘하는 총사령부와 장군까지 존재하고, 이들의 통솔하에 면역군은 일사불란하게 침입한 적에 대응한다. 한마디로 수십억 년의 진화 과정으로 만들어진 정교한 시스템이다.

그런데 우리의 면역 체계는 단순히 인체 내의 방어 시스템으로만 이루어져 있지 않다. 다른 생명체와 협력과 공존도 이 시스템의 주요 요소다. 예를 들어 우리 장에 사는 세균총과 구강 및 점막, 피부에 사는 세균은 모두 우리의 타자다. 이질적 존재라는 말이다. 그러나 우리는 이들을 배척하지 않는다. 이들이 면역계의 최전선이나 후방에서 지원해 주는 대가로 우리는 이들에게 우리 몸에 함께 사는 것을 허용한다. 체세포 속의 미토콘드리아도 다르지 않다. 우리 몸의 에너지 발전소인 미토콘드리아는 체세포의 생존에 필요한 분자를 생산하는데, 아마 수백만 년 전에 우리 몸속에서 박테리아 형태로 살다가 우리의 아득한 선조 세포들과 성공적으로 공생 관계를 맺은 것으로 보인다. 타자와의 공존, 이는 어쩌면 생명과 생태계의 본질일지 모른다. 이 책의 과학적 분석이 주는 지혜다.

2023년 10월

박종대

옮긴이 **박종대** 성균관대학교 독어독문학과와 동 대학원을 졸업하고 독일 쾰른에서 문학과 철학을 공부했다. 사람이건 사건이건 겉으로 드러난 것보다 이면에 관심이 많고, 환경을 위해 어디까지 현실적인 욕망을 포기할 수 있는지, 그리고 어떻게 사는 것이 진정 자신을 위하는 길인지 고민하는 제대로 된 이기주의자가 꿈이다. 리하르트 다비트 프레히트의 『세상을 알라』, 『너 자신을 알라』, 『사냥꾼, 목동, 비평가』, 『의무란 무엇인가』, 『인공 지능의 시대, 인생의 의미』를 포함하여 『1일無식』, 『콘트라바스』, 『승부』, 『어느 독일인의 삶』, 『9990개의 치즈』, 『데미안』, 『수레바퀴 아래서』 등 1백 권이 넘는 책을 번역했다.

번역 체계

지은이 헨드리크 슈트레크 **옮긴이** 박종대 **발행인** 홍예빈·홍유진

발행처 사람의집(열린책들) **주소** 경기도 파주시 문발로 253 파주출판도시

대표전화 031-955-4000 **팩스** 031-955-4004

홈페이지 www.openbooks.co.kr **email** webmaster@openbooks.co.kr

Copyright (C) 주식회사 열린책들, 2023, *Printed in Korea.*

ISBN 978-89-329-2368-0 03510 **발행일** 2023년 10월 25일 초판 1쇄

사람의집은 독자 여러분의 투고를 기다리고 있습니다. 좋은 기획안이나 원고가 있다면 사람의집 이메일 home@openbooks.co.kr로 보내 주십시오.